Pascual Valdez (Ed.)

Bioética y Muerte Digna

Pascual Valdez (Ed.)

Bioética y Muerte Digna

Actores del equipo de salud implicados en el fin de la vida. ¿Cuáles son sus percepciones, creencias y conductas?

Editorial Académica Española

Imprint

Any brand names and product names mentioned in this book are subject to trademark, brand or patent protection and are trademarks or registered trademarks of their respective holders. The use of brand names, product names, common names, trade names, product descriptions etc. even without a particular marking in this work is in no way to be construed to mean that such names may be regarded as unrestricted in respect of trademark and brand protection legislation and could thus be used by anyone.

Cover image: www.ingimage.com

Publisher:
Editorial Académica Española
is a trademark of
Dodo Books Indian Ocean Ltd., member of the OmniScriptum S.R.L Publishing group
str. A.Russo 15, of. 61, Chisinau-2068, Republic of Moldova Europe
Printed at: see last page
ISBN: 978-620-3-58563-6

Copyright © 2021 Dodo Books Indian Ocean Ltd., member of the OmniScriptum S.R.L Publishing group

Autor

Pascual Rubén Valdez

Coautores

Luis Cámera
Ariel Cherro
María Gabriela Comesaña
Eduardo del Cerro
José Luis DoPico
Daniel Jorge Elisabe
Héctor Ferraro
Dario Eduardo Garcia
Ignacio Maglio
Carlos Enrique Mamani
Raúl Melano
Carolina Paradiso
Silvio Payaslián
Gerardo Perazzo
Luis Daniel Rojas
Verónica Andrea Sánchez
María Florencia Santi
Ricardo Valentini
Jose Leonardo Vasta
Andrés Vilela
Marcelo Zylberman

Agradecimiento
A la Dra Viviana Luthy
A la Sociedad Argentina de Medicina

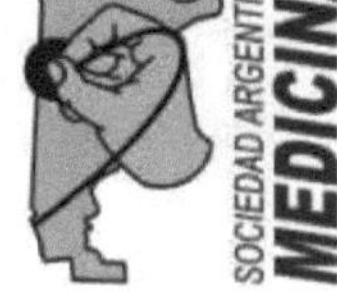

Buenos Aires, Argentina
2020

Pascual Rubén Valdez
Médico
Especialista en Clínica Médica - Terapia Intensiva- Medicina General y Familiar - Geriatría y Gerontología - Medicina de Emergencias
Doctor de la Universidad de Buenos Aires
Magister en Salud Pública. Universidad Nacional de Rosario
Magister en Bioética. FLACSO
Staff de Terapia Intensiva. Hospital Vélez Sarsfield. Buenos Aires. Argentina
Médico del Instituto Nacional de Jubilados y Pensionados. PAMI. Argentina
Profesor Titular Medicina Interna. Universidad de Buenos Aires
Profesor Adjunto Medicina Interna. Universidad Nacional de La Matanza
Director de la Carrera de Médico Especialista en Medicina Crítica y Terapia Intensiva. Universidad de Buenos Aires
Sub Director de la Carrera de Médico Especialista en Emergentología. Facultad de Medicina. Universidad de Buenos Aires
Director de publicaciones de la Revista Argentina de Medicina. Órgano de la Sociedad Argentina de Medicina
Director Curso Superior de Especialistas en Clínica Médica. Sociedad Argentina de Medicina.
Coordinador en la Carrera de Doctorado. Facultad de Medicina. Universidad de Buenos Aires
Presidente del consejo de certificación para la Especialidad Clínica Médica avalada por ministerio de Salud de Nación
Ex Presidente de la Sociedad Argentina de Medicina (SAM)
Presidente del Foro Internacional de Medicina Interna (FIMI)
Investigador categorizado por el Ministerio de Educación de Nación
Coordinador del comité de bioética. Hospital Vélez Sarsfield

Luis Cámera
Médico
Especialista en Clínica Médica
Staff Clínica Médica del Hospital Italiano de Buenos Aires
Ex coordinador del Programa de Geriatría del Hospital Italiano de Buenos Aires
Director de publicaciones de la Revista Argentina de Medicina. Órgano de la Sociedad Argentina de Medicina
Director Curso Superior de Especialistas en Clínica Médica. Sociedad Argentina de Medicina.
Profesor del Instituto Universitario del Hospital Italiano.
Ex Presidente de la Sociedad Argentina de Medicina (SAM)
Ex Presidente del Foro Internacional de Medicina Interna (FIMI)

Ariel Cherro
Médico
Especialista en Clínica Médica, Recertificado en Cuidados Paliativos
Coordinador General de Carehome
A Cargo de cuidados paliativos en Clínica 25 de Mayo (Mar del Plata)
Presidente del Consejo de Cuidados Paliativos de la Sociedad Argentina de Medicina
Ex secretario científico de la Asociación Argentina de Medicina y Cuidados Paliativos
Miembro de la Sociedad Argentina de Medicina, Asociación Argentina de Medicina y
Cuidados Paliativos, y de la Asociación Argentina para el Estudio del Dolor
Miembro del Comité de Ética Asistencial de INAREPS
Posgrado en Bioética de la Universidad de Tres de Febrero

María Gabriela Comesaña
Médica
Especialista en Clínica Médica y en Oncología Clínica
Médica clínica Sanatorio San Camilo
Médica Oncóloga Hospital Alvarez. Buenos Aires. Argentina
Subinvestigadora Sociedad Latinoamericana y Caribeña de Oncología Médica
Miembro de Asociacion Argentina de Oncologia Clinica

Eduardo del Cerro
Médico
Especialista en Clínica Médica, Terapia Intensiva, Cardiología y Salud Pública
Consultor Honorario. Hospital Carlos Durand. Buenos Aires. Argentina
Ex profesor adjunto de Bioética de la Universidad Nacional de La Matanza
Integrante del Capítulo Argentino de Red Bioética UNESCO
Integrante del Comité de Bioética Clínica. Hospital Carlos Durand

José Luis DoPico
Médico
Especialista en Medicina Intensiva y Cuidados Críticos, Nefrologia y Cardiologia
Ex jefe de la UCC del Hospital Municipal "Dr Emilio Ferreyra" de Necochea
Miembro de la Sociedad Argentina de Terapia Intensiva y de la Sociedad Argentina de
Nefrología

Daniel Jorge Elisabe
Médico
Especialista en Terapia Intensiva, Clínica Médica y Medicina Del Trabajo
Ex jefe de terapia intensiva del Hospital Vélez Sarsfield. Buenos Aires. Argentina
Ex subdirector carrera especialista Medicina Critica de la Universidad de Buenos Aires
Ex docente Medicina Interna de la Universidad de Buenos Aires

Héctor Ferraro
Médico
Especialista en Terapia Intensiva
Jefe de terapia intensiva y recuperación quirúrgica del Sanatorio Finochietto. Buenos Aires
Docente adscripto de medicina de la Facultad de Medicina de la Universidad de Buenos Aires
Miembro del comité de bioetica del Sanatorio Finochietto
Miembro titular de la Sociedad Argentina de Terapia Intensiva
Ex-Director del comité de bioetica de la Sociedad Argentina de Terapia Intensiva

Dario Eduardo Garcia
Médico
Especialista en Emergentología
Staf Médico Hospital Alta Complejidad El Cruce. Provnicia de Buenos Aires.
Subdirector carrera especialista en emergentología de la Universidad de Buenos Aires
Director Académico Federación Latinoamericana de Emergencias
Miembro de la Sociedad Argentina de Emergencias

Ignacio Maglio
Abogado
Diplomado en Salud Pública
Jefe de Departamento Riesgo Médico Legal del Hospital Francisco J. Muñiz. Buenos Aires
Profesor Titular Etica y Regulaciones. Maestría Investigación Farmacoclínica Universidad Abierta Interamericana
Miembro Consejo Directivo Red Bioética UNESCO

Carlos Enrique Mamani
Médico.
Especialista en Neurocirugía
Profesional de Guardia. Hospitales "Mariano y Luciano de la Vega" y "Dr. Teodoro Alvarez.
Profesor Adjunto. Carrera de Medicina. Universidad Nacional de La Matanza.
Miembro de Sociedad Argentina de Medicina y Sociedad Argentina de Emergencias.
Integrante del Comité de Bioética Clínica del Hospital Dr Teodoro Alvarez. Buenos Aires
Integrante del Consejo de Ética Clínica de la Sociedad Argentina de Medicina
Titular de la Asignatura Bioetica y Derechos Humanos. Universidad Nacional de La Matanza
Docente titular de neurocirugía de la Universidad de Buenos Aires

Raúl Melano
Médico
Especialista en Neurología
Jefe de Servicio Neurología - Htal "Eva Perón" - Gral. San Martín - Pcia Buenos Aires (actual)
Médico Neurólogo de INCUCAI
Docente de Neurología de la Universidad de Buenos Aires
Miembro de la Sociedad Neurológica Argentina

Carolina Paradiso
Medica
Especialista en Clínica Médica y Nefrologia
Ex Subdirectora de *Fresenius* Medical Care Martinez
Medica de planta del Servicio de Cuidados Paliativos del Hospital Bernardo Houssay
Miembro de la Sociedad Argentina de Nefrología

Silvio Payaslián
Médico
Especialista en Clínica Médica
Ex Jefe Médico de los Centros Médicos Ambulatorios de Swiss Medical Group
Director Médico de Clínica Zabala
Docente Adscripto de la Universidad de Buenos Aires
Miembro de la comisión directiva de la Sociedad Argentina de Medicina

Gerardo Perazzo
Médico
Especialista en Urología
Jefe Servicio Urología Sanatorio Dupuytren.
Jefe unidad Arancelamiento del Hospital Vélez Sarsfield. Buenos Aires
Profesor Adjunto Bioética y Deontología en Maestría Universidad Católica Argentina
Jefe de trabajos prácticos Urología Unidad Vélez Sarsfield. Universidad de Buenos Aires
Miembro de la Sociedad Argentina de Urología, Sociedad de Ética en Medicina
Confederación Americana de Urología Federación Latinoaméricana y del Caribe de Bioetica
Magister en Ética Biomédica de la Universidad Católica Argentina
Coordinador Instituto de Bioética de la Universidad Católica Argentina
Director Comité de Bioética de la Sociedad Argentina de Urología

Luis Daniel Rojas
Médico
Especialista en Cirugía Pediátrica
Ex-Subjefe de trasplante hepático (Hospital Garrahan)
Integrante del Proyecto DeCyT (Facultad de Derecho UBA-CONICET) DCT1827
Miembro Fundador de la Sociedad Argentina de Trasplante
Miembro de la The Transplantation Society, de la Sociedad de Cirugía Pediátrica y de la
Sociedad Argentina de Pediatría
Diplomatura en Bioética. Universidad del Norte Santo Tomás de Aquino (UNSTA)
Miembro del Comité de Bioética de la Sociedad Argentina de Trasplante
Vocal Titular de la Sociedad de Ética en Medicina (SEM)
Presidente del Instituto de Trasplante MSGCBA (EAIT)

Verónica Andrea Sánchez
Licenciada en psicología
Psicóloga de Planta del servicio de Salud Mental del Hospital Velez Sarsfield. Buenos
Aires
Jefa de Trabajos Prácticos del Departamento de Psiquiatria y Salud mental Unidad
Vélez Sarsfield de la Universidad de Buenos Aires
Diplomada en Bioética. FLACSO
Coordinadora del comité de Bioética del Hospital Vélez Sarsfield

María Florencia Santi
Doctora y profesora en filosofía, Magíster en Ciencia Política y Sociología
Profesora Asociada de Bioética, Facultad de Ciencias de la Salud, Universidad Nacional
de Entre Ríos
Profesora Adjunta de Bioética y Ética profesional, Departamento de Ciencias de la
Salud, Universidad Nacional de La Matanza
Investigadora del Programa Bioética de FLACSO-Argentina e Investigadora de la
Facultad de Ciencias de la Salud, Universidad Nacional de Entre Ríos y del
Departamento de Ciencias de la Salud, Universidad Nacional de La Matanza
Miembro de la Comisión Técnica Asesora de Salud Pública del Comité Nacional
Asesor de Ética en Investigación del Ministerio de Salud de la Nación Argentina.

Ricardo Valentini
Médico
Especialista en Clínica Médica y Terapia Intensiva
Jefe de Departamento de Medicina, Centro de Educación Médica e Investigaciones
Clínicas (CEMIC)
Profesor Titular de Medicina I-II, Instituto Universitario CEMIC; Director Carrera de
Especialización en Medicina Interna, Instituto Universitario CEMIC
Investigador Adjunto de la Unidad Académica Instituto de Investigaciones (IUC)
Miembro de la Sociedad Argentina de Medicina y de la Sociedad Argentina de Terapia
Intensiva

José Leonardo Vasta
Médico
Especialista en terapia intensiva
Jefe de terapia intensiva del Hospital Vélez Sarsfield. Buenos Aires
Subdirector carrera especialista Medicina Critica de la Universidad de Buenos Aires, sede Vélez Sarsfield
Docente Medicina Interna Unidad Vélez Sarsfield de la Universidad de Buenos Aires
Miembro del comité de Bioética del Hospital Vélez Sarsfield

Andrés Vilela
Médico
Especialista en medicina interna y evaluación de tecnologías sanitarias
Jefe de clínica médica del Hospital Vélez Sarsfield. Buenos Aires
Docente adscrito a medicina interna, director de la carrera de especialista de medicina interna de la Universidad de Buenos Aires, sede Santa Isabel
Jefe de trabajos prácticos Medicina Interna Unidad Vélez Sarsfield de la Universidad de Buenos Aires
Miembro de la Sociedad Argentina de Medicina

Marcelo Zylberman
Médico
Especialista en Clínica Médica
Doctor en Medicina
Jefe Unidad Clínica Médica Hospital Argrerich
Jefe Dpto. Medicina Instituto Alexander Fleming
Docente Medicina Interna Unidad Argerich de la Universidad de Buenos Aires
Profesor Regular Adjunto Medicina Interna de la Universidad de Buenos Aires
Integrante de la Comisión de Doctorado de la Universidad de Buenos Aires
Vice Presidente de la Sociedad Argentina de Medicina
Fellow American College of Physicians

INDICE

Prólogo

Nacer, reproducirnos y morir son los eventos que nos igualan a todos los seres vivos. Sin embargo, para los seres humanos cada uno de estos eventos son algo más que hechos individuales y biológicos, son hechos sociales. Y como hechos sociales están revestidos de significados. A esto se suma que la conciencia de la muerte hace que el abordaje del fin de vida tenga connotaciones especialísimas para las personas. El relato de Tolstoi de la muerte de Iván Illich lo expresa con claridad meridiana:

> *Iván Illich veía que se moría y estaba exasperado. En el fondo de su alma sabía muy bien que se moría; pero no solamente no llegaba a habituarse a ese pensamiento, sino que no lo comprendía siquiera, era incapaz de comprenderlo...*

La forma en que los servicios de salud abordan el fin de la vida no es más que una manifestación más de lo que ocurre en la sociedad, al que sólo se le agregan algunos condimentos técnicos. ¿A qué me refiero con esto? No hay nada que pase en el campo de la salud que no refleje a la sociedad en la que se inserta. De la misma manera en que las sociedades han ido modificando sus percepciones y sus respuestas ante la muerte, las respuestas en el campo de la salud forman parte de estas transiciones.

A grandes rasgos, el primer enfoque de la asistencia sanitaria que ponía el énfasis en la enfermedad se fue modificando primero hacia una atención centrada en un concepto positivo de salud, luego a una perspectiva de una salud que se construye a lo largo de toda la vida y finalmente a modificar los modelos de atención en los últimos momentos de la vida. En otras palabras, desde los comienzos de la medicina en Occidente la muerte era el principal enemigo que derrotar, y para eso había que conocer a fondo las enfermedades. Pero desde hace tiempo, cuando el principal desafío fue incrementar el bienestar humano y el cuidado de los enfermos con padecimientos graves, avanzados e incurables, se incluyó a la muerte como un hecho que debía ser abordado. Pascual Valdez en este libro tiene la virtud de poner el tema sobre la mesa, pero no desde la mera especulación teórica, sino a partir de la misma praxis a través de la voz de sus protagonistas.

Este libro parte de la dificultad para dar respuestas adecuadas a las personas y a sus familias en el fin de vida relatada por médicos y médicas para quienes el abordaje a este tipo de situaciones es cotidiano.

Para muchas de las personas entrevistadas, las dificultades comienzan cuando se intenta definir el fin de vida. Blaxter en una investigación de fines del siglo pasado, afirmaba que el saber médico, orientado a prescribir, se basa en los diagnósticos. Para esta autora, el diagnóstico médico es en sí mismo una prescripción porque todo diagnóstico supone la clasificación de signos y síntomas de manera tal que se pueda implementar una estrategia terapéutica. De acuerdo a esta autora, el problema surge cuando una prescripción es impracticable, es ineficaz o está fuera del marco de referencia de quien debe aplicarla. En estos casos, para poder seguir sintiéndose competentes, los médicos tienden a no diagnosticar, a forzar que sean otras personas las que se ocupen del tema, o a que el diagnóstico se oriente a otras categorías que, aunque imprecisas, puedan ser abordadas más fácilmente. Las personas entrevistadas dan cuenta una y otra vez de esta dificultad, que surge de no considerar a la muerte como un hecho social que requiere de habilidades y competencias específicas; porque durante la formación médica de grado y posgrado no se incluyen marcos conceptuales de las ciencias sociales que lo harían posible. El libro de Pascual Valdez, a partir de preguntas disparadoras que habilitan las voces de los médicos/as entrevistados/as, enumera muchas de estas dificultades y objetiva la complejidad de esta situación. Eduardo Menéndez por su parte agrega que esta dificultad de los médicos, formados para dar respuesta a problemas biológicos, produce desinterés y resistencia a actuar en estas situaciones.

Otro aspecto que aborda este libro de manera directa es la relación entre las prácticas médicas y la Ley de Derechos del Paciente, a partir de testimonios muy reveladores del vínculo que predomina entre las prácticas médicas y las leyes. Un tema que no se aborda si no se interpela directamente. En este caso, aunque el fin de vida es una situación donde la judicialización es siempre una amenaza, los testimonios develan una vez más que la ley no forma parte de la caja de herramientas de los médicos/as. Pero da una vuelta más y expone también algunas de las representaciones que pretenden que las leyes puedan actuar por sí mismas y no como un instrumento más para encuadrar las prácticas y para incrementar la autonomía de las personas que solicitan nuestros servicios.

Los testimonios recabados en este libro también evidencian algunos de los dilemas que se presentan en los últimos momentos de vida: los límites entre el curar y el cuidar, la dificultad para determinar el punto en el cual los esfuerzos curativos ya no son plausibles, el momento en el que se debería cambiar el enfoque, y los límites borrosos entre privilegiar intervenciones destinadas a prolongar o mejorar la calidad de vida y cuándo dejar de actuar para prolongarla. Revelando que, lamentablemente, las dificultades de los médicos para hacer un diagnóstico correcto, para tranquilizar a las personas y a sus familias y para aliviar el dolor físico y moral en la fase final de la enfermedad, siguen siendo casi las mismas que relataba Tolstoi en 1886 sobre la muerte de Ivan Illich.

Por otro lado, los testimonios recabados por Pascual Valdez resaltan que, si bien se reconoce la necesidad de considerar a las familias como una parte de la estrategia terapéutica y de la planificación del cuidado, la organización de los servicios, el diseño arquitectónico de los espacios y los esfuerzos terapéuticos siguen limitando la participación familiar que deberían favorecer.

Todos los aspectos abordados en este investigación muestran que, tanto los cambios necesarios para reorientar las relaciones con los familiares, como las estrategias de capacitación de los equipos de salud, no constituyen simples intervenciones, sino que conllevan un cambio de fondo que sólo puede realizarse si las estrategias parten de problematizar los supuestos y las posturas ideológicas de todas las personas involucradas. Y que, para transformar las prácticas en el fin de la vida, se deben poner en marcha procesos organizativos y pedagógicos complejos, ubicados en intersecciones con mediaciones que incluyen a los cuerpos, a dimensiones emocionales y cognitivas, a los modelos de atención, al contexto cultural y religioso, a las posibilidades económicas y tecnológicas y a las historias institucionales y personales. Cambios que no podrán implementarse hasta que no se incluya a la intersubjetividad como el campo en el que los seres humanos terminamos de completarnos como individuos. Este libro nos recuerda que, si queremos superar las dificultades relatadas por Tolstoi hace ya más de un siglo, se debe priorizar el desarrollo de habilidades blandas tanto como las técnicas y se debe sumar a todo el equipo de salud. Las personas entrevistadas por Pascual Valdez saben que es necesario que los equipos de salud trabajen de manera integrada, y que unos y otras deben incrementar sus capacidades para identificar cuáles son las necesidades de las personas y de sus familias para acompañarlas en el tramo final de su camino. Sólo así, podrán superar simbólicamente a la muerte y exclamar junto a Iván Illich: - ¨ Éste es el fin de la muerte – ...- La muerte ya no existe".

Como respuesta a la demanda explícita de implementar capacitaciones, de incluir a todo el equipo de salud y de transformar las prácticas, el libro de Pascual Valdez, con un rico material prolijamente recopilado, debería incorporarse como un insumo que enriquezca a capacitaciones de grado y posgrado, porque permitiría debatir sobre la necesidad de incorporar los cambios organizativos que el fin de vida requiere, a partir de experiencias concretas y ancladas en la práctica.

Alejandra Sánchez Cabezas

Médica

Presidenta del Consejo de Salud Comunitaria

Sociedad Argentina de Medicina

Resumen

El desarrollo vertiginoso de la medicina intensiva durante las últimas décadas con la incorporación de información y tecnología de avanzada, así como también una utilización de recursos inadecuada, plantea en las Unidades de Terapia Intensiva o Cuidados Intensivos (UCI) en Argentina problemas éticos y legales, en el momento de la toma de decisiones, de muy difícil manejo.

Con la hipótesis "Los profesionales que atienden a pacientes con enfermedad terminal o pacientes críticos con escasa chance de sobrevida tienen una disonancia entre los conceptos teóricos (sobre ética, muerte digna y aspectos afines) adquiridos durante su formación y las formas de actuar en dichas circunstancias", se plantea la presente investigación con el objetivo de conocer percepciones, creencias y conductas de miembros del equipo de salud implicados en procesos del fin de la vida. Se realizó una investigación cualitativa con entrevistas semi estructuradas a 20 actores (profesionales asistenciales de cuidados críticos, clínica médica, oncología, emergencias, trasplantes, salud mental, jefes de dichos servicios, presidentes de sociedades científicas, coordinadores de comités de ética y docentes de bioética de diferentes facultades de medicina) considerados informantes clave.

El análisis de los resultados muestra como conclusiones que: la eutanasia tiene aceptación dividida, con argumentos sólidos para quienes están a favor. Las órdenes de no reanimar deben ser rediscutidas contextualizando la situación. Las acciones en el fin de la vida suelen ser inadecuadas, con falta de comunicación y de capacitación. Los accesos a cuidados paliativos son escasos en nuestro medio y no hay coincidencia acerca de si reducirían los pedidos de eutanasia. La ley de derechos de pacientes ha servido para instalar (transitoriamente) el tema en la sociedad, pero en esencia no hay nuevos conceptos. En pacientes con enfermedad avanzada deben limitarse los tratamientos. No debe mirarse la calidad de vida de otro con conceptos propios. El abordaje bioético es inadecuado en estudios de grado y posgrado según la mirada de los actores, y la investigación es escasa. La asignación de recursos debe planificarse, y cada decisión de urgencia genera tensión, debe existir una síntesis entre lo ético, el conocimiento médico y la gestión de salud. Debe haber fluida comunicación con los vínculos del paciente cercano al fin de vida.

Se corrobora entonces la hipótesis sobre la disonancia entre los conceptos teóricos adquiridos durante la formación profesional y las formas de actuar en el fin de la vida.

Palabras clave
Bioética – Eutanasia –Fin de la vida –Muerte digna - Limitación terapéutica –Equipo de salud/Profesionales de la salud

Introducción

El desarrollo vertiginoso de la medicina intensiva durante las últimas décadas con la incorporación de información y tecnología de avanzada, así como también una utilización de recursos inadecuada, plantea en las Unidades de Terapia Intensiva o Cuidados Intensivos (UCI) en Argentina problemas éticos y legales, en el momento de la toma de decisiones, de muy difícil manejo.

El avance de la tecnología ha posibilitado posponer la muerte (la expectativa de vida en Argentina ha aumentado 10 años en las últimas 5 décadas, de 65 años en 1960 a 76 años en 2017) (https://datosmacro.expansion.com/demografia/esperanza-vida/argentina), pero muchas veces solo prolonga el proceso de agonía sin prolongar la vida.

El médico ha actuado históricamente sumergido en el principio de "El Deber de Asistencia". Son incuestionables premisas básicas como la de Ferrater Mora que expresa "vivir es preferible a no vivir" (Ferrater Mora, J. 1979); tampoco es discutible que la protección de la vida humana sea el soporte del sistema jurídico, y también es real que el médico apunta a preservar la vida y postergar la muerte. Estas premisas que han caracterizado al paternalismo profesional entran hoy en colisión con el principio de autonomía.

Dentro de los principios de la bioética (según Beauchamp y Childress) se encuentran: autonomía, beneficencia, justicia y no maleficencia. El principio de autonomía surge del concepto de ser humano que implica la idea de libertad personal y que exige respetar la capacidad de decisión y voluntad de las personas.

La palabra *autonomía* deriva del griego *autos* ("propio") y *nomos* ("regla", "autoridad" o "ley"), y tiene diversos significados (autogobierno, elección individual, libre voluntad, derechos de libertad, intimidad, ser dueño de uno mismo, elegir el propio comportamiento) (Beauchamp, 1999). Este principio no debería ser utilizado para aquellas personas que, por inmadurez (niños), incapacidad, ignorancia, coercimiento, explotación, alteraciones psiquiátricas (suicidas, adictos) son incapaces de actuar de una forma suficientemente autónoma. Las personas institucionalizadas, como los presos y los deficientes mentales, tienen reducción de la autonomía. Dos de los filósofos que más influencia han tenido en las interpretaciones sobre el respeto a la autonomía son Emmanuel Kant y John Stuart Mill. Kant considera que el respeto a la autonomía deriva del reconocimiento de que toda persona tiene un valor incondicional y la capacidad de determinar su propio destino. Mill se centra más en la "individualidad" como determinante de la vida de las personas, indicando que se debe permitir que todo ciudadano se desarrolle en función de sus convicciones personales, en tanto que las mismas no interfieran con la libertad del resto (Beauchamp, 1999).

La autonomía adquiere caracteres particulares en los pacientes críticos, donde puede ser considerada ausente o reducida. Siguiendo este esquema, en la práctica cotidiana se pueden identificar dos tipos de pacientes que se internan en las unidades de terapia intensiva (UTI): por un lado aquellos que estando internados en salas generales, pueden requerir, en alguna oportunidad, asistencia en terapia intensiva, ya sea en forma programada (caso de cirugías) o bien por evolución natural de la enfermedad que generó el ingreso hospitalario. Y por otro lado aquellos que en forma aguda requieren ingresar a una UCI por complicaciones inesperadas o bien por urgencias extrahospitalarias (Valentín, 2011, 1575).

Es común observar los siguientes hechos en las UCI (Mularski, 2001, 16): insatisfacción de la familia del paciente con la atención recibida en el final de la vida, comunicación insatisfactoria con el personal asistencial, insuficiente manejo del dolor. El avance tecnológico ha transformado a la medicina en un gran negocio y ha fragmentado el cuidado; "hacer todo" por el paciente significa actualmente agregar más aparatos (Mularski, 2001, 16).

La discusión acerca de terminar con el tratamiento de sostén vital en los enfermos sin esperanzas suele incomodar a los profesionales, por lo que algunos prefieren no indicar sostén, en lugar de suspenderlo. Existen varias investigaciones extranjeras (Keenan, 1998, 245; De la Tore, 2002, 183; Prendergast, 1997,15) y nacionales (Gherardi, 2000, 15; Valdez, 2009, 1) acerca de abstención versus suspensión del soporte vital, con resultados contradictorios. En la discusión se pueden observar algunos resultados.

También se plantea si hay o no una disquisición moral entre las estrategias de abstención o retiro (para algunos "eutanasia pasiva") versus la eutanasia (activa) (Rachles, 1975, 78; Sullivan, 1977).

En un trabajo en Argentina (Gherardi, 1995, 84), se encuestó a 147 personas (75 médicos y 72 enfermeras) en 7 terapias intensivas públicas y privadas. Se interrogó sobre órdenes de no reanimar (ONR), límite terapéutico, consentimiento informado, responsabilidad de la decisión final, egreso de UCI de pacientes irrecuperables. El 84% es partidario de establecer límites de atención. El 94.5% votó a favor de la existencia de ONR. En cuanto a si se debe acordar con el paciente un límite de esfuerzo terapéutico, dicen sí el 96% de médicos y el 79% de los enfermeros. Son partidarios de tomar en cuenta la calidad de vida posterior el 82%, a favor del consentimiento informado el 77.5% de los encuestados, y a favor de que sea vinculante el 47.6%, pero sólo el 18.6% de los médicos y el 55%

de los enfermeros cree que es posible solicitar dicho consentimiento. El 96% cree que debe informarse a la familia y el 52 % cree que la opinión familiar sustituye a la del paciente. Sin embargo, la mayoría (61%), considera la opinión del médico por sobre la del paciente y familia en cuanto a la capacidad de decisión.

Un grupo (Gherardi, 2000, 15) efectuó una encuesta a 93 médicos no terapistas acerca del ingreso de pacientes irrecuperables a terapia intensiva y la necesidad de poner límites en el tratamiento. Exigencias familiares y carencia de áreas adecuadas para la atención del enfermo terminal, serían los dos grandes determinantes del ingreso y que pueden favorecer el encarnizamiento terapéutico y la prolongación de la vida vegetativa.

Se define "encarnizamiento terapéutico" (Gherardi, 1998,755) a la sobreatención médica que ha perdido todo contenido humano, producto de creencias, valores y hábitos de la cultura. El encarnizamiento terapéutico se percibe al final de un proceso que involucra sucesivas acciones, no advirtiéndose puntualmente cuando el tratamiento de una enfermedad se ha transformado en encarnizamiento. En su génesis se pueden analizar cuatro aspectos: el progreso tecnológico, la santificación de la vida, la omnipotencia de la medicina y la ausencia de una decisión firme.

Se define futilidad desde el punto de vista médico al tratamiento del que no puede esperarse que alcance sus objetivos fisiológicos, y desde el punto de vista ético es un tratamiento que no ofrece una esperanza razonable de beneficio al enfermo, suponiendo una carga para el mismo, su familia y la sociedad, retrasando la muerte y prolongando la agonía (Butera, 1998, 33).

Si bien se han realizado varios trabajos basados en encuestas con resultados cuantitativos, la mayoría de ellos están basados en "lo que debería hacerse", no se ha explorado la actuación real ni las percepciones y creencias de los actores del equipo de salud.

A pesar de los conceptos que están en la literatura, y algunas leyes y normas nacionales e internacionales, se debe profundizar en el conocimiento y aplicación de los conceptos en los profesionales del equipo de salud que atienden pacientes con enfermedad terminal, a fin de identificar conductas que puedan atentar contra los principios de autonomía y justicia, con la perspectiva de establecer nuevas formas de educación e intervención en los programas docentes y asistenciales en grado y posgrado en ciencias de la salud. El estudio tiene relevancia social, dado que una mejor aplicación de pautas éticas puede reducir el sufrimiento de pacientes y familias.

Con respecto a la formulación del problema, en los servicios de cuidados críticos, los pacientes con escasa chance de sobrevida son sometidos a una serie de tratamientos invasivos, costosos, con frecuentes efectos secundarios, con sobrecarga moral y física para los mismos, sin que las conductas de los profesionales impliquen un beneficio en cantidad ni calidad de vida. A pesar que muchos profesionales pueden tener conceptos de la bioética en el fin de la vida, al momento de tomar decisiones asistenciales, es común ver situaciones de futilidad y encarnizamiento terapéutico. Los procesos formativos en dicha especialidad abordan los aspectos teóricos vinculados a la muerte digna, pero el trabajo asistencial en los servicios no tiene en cuenta dichos conceptos, por lo cual en general los profesionales dirigen sus actividades hacia la recuperación de parámetros fisiológicos y clínicos.

Estos mismos preceptos (con alguna particular diferencia) pueden ser aplicados a pacientes no críticos pero con enfermedad crónica avanzada.

Se enuncian a continuación los objetivos y la hipótesis.

Objetivo general

Conocer percepciones, creencias y conductas de miembros del equipo de salud implicados en los procesos del fin de la vida en pacientes críticos agudos o con enfermedad terminal.

Objetivos específicos

- Describir las percepciones del equipo de salud que trata a pacientes en etapas terminales de vida (ya sea por procesos crónicos o agudos) acerca de conceptos vinculados a la muerte digna.
- Conocer los modos de actuar de los mismos en dichas circunstancias.

Hipótesis

Los profesionales que atienden a pacientes con enfermedad terminal o pacientes críticos con escasa chance de sobrevida tienen una disonancia entre los conceptos teóricos (sobre ética, muerte digna y aspectos afines) adquiridos durante su formación y las formas de actuar en dichas circunstancias.

Metodología

El diseño es prospectivo, observacional, transversal. El abordaje es cualitativo.

La investigación es exploratoria (según sus fines) y de campo (según sus objetivos).

La población se compone por profesionales del equipo de salud vinculados a atención de pacientes críticos (con roles de conducción y ejecución, de diferentes disciplinas), por profesionales de sociedades científicas vinculadas a la emergencia, por docentes de bioética (de grado y posgrado) y por miembros de comités de bioética. Los mismos pertenecen a instituciones asistenciales públicas y privadas de CABA, a sociedades científicas de representación nacional y a universidades nacionales públicas y privadas.

El muestreo es intencional, con búsqueda de informantes clave:

- Profesionales asistenciales de cuidados críticos, clínica médica, oncología, emergencias, trasplantes.
- Profesionales de salud mental vinculados a dichos pacientes.
- Jefes de Servicios de cuidados críticos.
- Presidentes de sociedades científicas: terapia intensiva, emergencias.
- Coordinadores de comités de ética.
- Docentes de la materia Bioética de diferentes facultades de medicina.

Si bien los actores implicados directamente son los profesionales asistenciales, se han seleccionado además presidentes de sociedades y jefes de servicio pues los mismos ya han pasado por la etapa asistencial y tiene una visión más global de la situación (pueden hablar desde la asistencia que hicieron antes de ser jefes y de otros aspectos más vinculados a su rol de gestores, educadores, coordinadores, reflexivos).

Se consideró el concepto de saturación para el número de actores a abordar.
Se realizaron entrevistas semi estructuradas cara a cara con los actores
implicados en un encuentro preestablecido, con una duración no menor a 1
hora, con un cuestionario preestablecido con preguntas vinculadas a los
siguientes ejes temáticos: asistencia, docencia, gestión, leyes (siempre bajo
la óptica de la bioética). Dicho cuestionario no es rígido, lo cual permite la
posibilidad de abordar otras cuestiones vinculadas que surjan en la
entrevista.

El modelo de entrevista con sus ejes temáticos es el siguiente.

EJE PREGUNTAS DE OPINIÓN

- ¿Qué opinión le merece la eutanasia "activa" (prohibida en Argentina y permitida en otros países) y cuál cree ud. que es la diferencia moral con la abstención / retiro del soporte vital?
- Ante órdenes de NO reanimación muy generales, los profesionales tratantes, ¿deberían/ podrían discutir aspectos puntuales con los actores implicados en la decisión o deberían acatar ciegamente las mismas?
- ¿Piensa que en general los profesionales actúan en forma adecuada en las cuestiones del fin de la vida? ¿Cuál cree ud. que son las fortalezas y debilidades de la actuación en general del equipo de salud?
- ¿Considera que los cuidados paliativos pueden reducir los pedidos de eutanasia en los países en que esta es legal?

EJE PREGUNTAS DE CONOCIMIENTO

- ¿Qué entiende por muerte digna? La misma pregunta vale para: cuidados paliativos, encarnizamiento terapéutico, enfermedad terminal o avanzada.
- ¿Conoce la ley sobre derechos de pacientes? En caso que SI: ¿Cuál es su percepción sobre la ley de derechos de pacientes en relación a: impacto social, impacto en el equipo de salud en general y profesionales que asisten a pacientes terminales en particular? En caso que NO, se transcriben los conceptos básicos de dicha ley vinculados a este tema.

<u>Autonomía de la Voluntad</u>. El paciente tiene derecho a aceptar o rechazar determinadas terapias o procedimientos médicos o biológicos, con o sin expresión de causa, como así también a revocar posteriormente su manifestación de la voluntad. Los niños, niñas y adolescentes tienen

derecho a intervenir en los términos de la Ley N° 26.061 a los fines de la toma de decisión sobre terapias o procedimientos médicos o biológicos que involucren su vida o salud;

<u>Directivas anticipadas:</u> Toda persona capaz mayor de edad puede disponer directivas anticipadas sobre su salud, pudiendo consentir o rechazar determinados tratamientos médicos, preventivos o paliativos, y decisiones relativas a su salud. Las directivas deberán ser aceptadas por el médico a cargo, salvo las que impliquen desarrollar prácticas eutanásicas, las que se tendrán como inexistentes.

EJE PREGUNTAS DE CONDUCTA

- Respecto al paciente con enfermedad terminal o avanzada:¿limitaría sus tratamientos? ¿piensa que puede haber influencia en los límites según diversas situaciones? (ej. Conflicto de intereses, creencias religiosas, otras).
- ¿Cuáles han sido sus conductas al enfrentarse a situaciones del fin de la vida en algún momento de su vida profesional? ¿Actuó siempre de la misma manera? Relate ejemplos paradigmáticos.

EJE DOCENCIA E INVESTIGACIÓN

- ¿Considera que el abordaje de la bioética en general y de la muerte y otros aspectos vinculados a la misma en particular, están bien abordados en los estudios de grado en profesionales de ciencias de la salud? ¿y en las prácticas de posgrado?
- La docencia en este tema, ¿es adecuada en nuestro medio? ¿se imparte en forma adecuada en los estudios de grado? ¿y en el posgrado? (con énfasis en especialidades que atienden pacientes críticos y / o con enfermedad terminal).
- En su caso particular, ¿cursó alguna asignatura "bioética" durante sus estudios de grado, de especialización o en otro posgrado? En caso que no, ¿cuáles fueron sus contactos académicos con la disciplina? ¿hizo estudios autónomos / autodidactas?
- La investigación en este tema, ¿es adecuada en nuestro medio?

EJE CONDUCTAS ANTE ESCENARIOS HIPOTÉTICOS

- Si usted operara en el espacio de lo particular (dirección institucional), como resolvería la tensión generada por la necesidad de asignación de camas para cuidados paliativos versus pacientes críticos con chance de supervivencia.

- Si usted operara en el espacio de lo singular (guardia médica), ¿cómo resolvería la tensión entre la asignación de un recurso de soporte vital (ventilación mecánica) que está en uso por un paciente terminal, frente a la necesidad y no disponibilidad de dicho recurso por un paciente crítico con chance de supervivencia?
- De las últimas dos respuestas, mencione cuáles el concepto preponderante en su respuesta (¿los principios éticos? ¿Argumentos basados en las ciencias médicas? ¿Gestión de la salud? ¿Otros?).
- Si usted coordinara un equipo tratante de un paciente con enfermedad avanzada, ¿qué rol asignaría o como asesoraría a familiares, amigos y compañeros del paciente respecto a la conducta de ellos hacia el mismo?

Resultados

Se entrevistaron 20 actores, siendo 16 de sexo masculino (80%) y 4 mujeres (20%). Si bien aparece una diferencia porcentual de género, es más prevalente la población masculina en los sistemas de emergencias, tanto a nivel asistencial como en las jefaturas.

Los roles se observan en la siguiente tabla, los 20 actores distribuidos en 11 potenciales roles, suman un total de 83 roles (promedio 4.15 roles por profesional).

Rol	Cantidad
Docente Bioética	7
Integra Comité de Bioética	9
Actividad Asistencial	18
Jefatura Servicio asistencial	12
Procuración de órganos	3
Clínica Medica	6
Terapia Intensiva	6
Emergencias	3
Docente especialidad Asistencial	12
Cuidados Paliativos	3
Atiende pacientes Oncológicos	4

El promedio de edad fue 53.15 ± 2.26 años y la mediana 58.00 ± 5.50 (rangos 34-70 años).

El promedio de antigüedad laboral fue 28.05 ± 2.40 años y la mediana 30.00 ± 7.50 (rangos 8-45 años).

Se describe a continuación la síntesis de las preguntas que fueron el eje de la entrevista, en algunos casos ordenada según postura, en otros ordenada según rol predominante del actor. En varios casos se transcriben ejemplos. Los relatos están en primera persona, los más destacados se transcriben "en extenso". Las intervenciones del autor están en negrita. Las frases relevantes se exponen en cursiva.

EJE PREGUNTAS DE OPINIÓN

• ¿Qué opinión le merece la eutanasia "activa" (prohibida en Argentina y permitida en otros países) y cuál cree usted que es la diferencia moral con la abstención / retiro del soporte vital?

Respecto a la eutanasia "activa", hubo división en la aceptación de la misma.

Los argumentos a favor de la misma se exponen a continuación.

La eutanasia acepta una sola definición que es la muerte producida a un paciente, requerida por él mismo, a través de la administración de un veneno o cualquier otro elemento en dosis letal. No estoy de acuerdo con la clasificación de la eutanasia en activa y pasiva. Considero que en algún momento la eutanasia podrá ser un derecho convalidado por el Estado.
No hay eutanasia activa y pasiva, es simplemente eutanasia. Es "bien morir", interpretado erróneamente como "matar al paciente". Debería ser aplicada a aquellos pacientes diagnosticados como "patología terminal" y con un entorno jurídico que lo permita.

En relación a la eutanasia activa creo que es una medida aceptable en determinadas situaciones, y que tiene relación con los valores y creencias de la persona que la solicita. Es una forma más de llegar al final de la vida, que por la experiencia internacional y lo que se escucha en la práctica diaria de parte de los pacientes, es adecuada para muchas personas. Es una medida controversial porque limita seriamente la expectativa de vida de la persona. Además, dada la escasa accesibilidad a los cuidados paliativos en la Argentina (menor al 10% de aquellos que lo requieren, pudiendo llegar al 5% de acuerdo a la región), se puede desear acortar la vida por padecer un sufrimiento evitable.

Estoy de acuerdo en algunos casos de pacientes irrecuperables, por ejemplo en el síndrome de enclaustramiento, donde sólo se prolonga la agonía pero considero que debería estar extremadamente normatizado y establecidas muy bien las voluntades. Lo cual veo muy dificultoso en un país como el nuestro. Además de las objeciones de conciencia que esto tendría.

Con respecto a la eutanasia activa, estoy de acuerdo con la misma. Principalmente en ciertos casos, donde la situación clínica es irreversible y por momentos la sensación que uno tiene es la de estar prolongando una agonía, sin estar brindando en realidad un buen morir. Por ejemplo, hace un tiempo tuvimos internada un paciente de 40 años con Corea de Huntington, que se interna principalmente por claudicación familiar (padre y madre), e inadecuado control de síntomas (movimientos involuntarios que la llevaban a lastimarse), siendo ECOG 4 **(escala creada por el *Eastern Cooperative Oncology Group* de Estados Unidos y validada por la Organización Mundial de la Salud, mide calidad de vida, y el valor 4 significa postración permanente)**, vigil, sarcopénica **(pérdida de masa muscular)**, con alimentación por sonda digestiva. Decidimos iniciar sedación con midazolam y levomepromazina por vía subcutánea, con regular control de síntomas, con frecuente pérdida de dicha vía, con dificultades por burocracia institucional para lograr la presencia permanente y a tiempo de la medicación. Se pensó en cambiar a vía central, a lo cual los familiares se negaron. La paciente finalmente se derivó por decisión familiar a una institución privada (luego de casi dos meses de internación), y falleció a la semana. Esta paciente nos generó en el servicio la discusión sobre la eutanasia, ya que nunca logramos brindarle un control adecuado de los síntomas. La verdad que creo que era una paciente donde la eutanasia activa se podría haber planteado y haber aliviado un sufrimiento de la familia y la paciente.

Soy respetuoso de las decisiones individuales, aún las más drásticas, siempre y cuando no perjudiquen a la comunidad y las mismas hayan sido tomadas en absoluta libertad, con claridad de conciencia, habiéndose valido de todas las herramientas que pudieran ayudar en esa toma de decisiones, y habiendo podido contar el paciente con la opinión, el apoyo, el consejo de profesionales especialistas.

Considero que los pacientes irrecuperables y por lo tanto con una evolución de forma irreversible, deben plantear decisiones que implican tener limitaciones en el tratamiento.

En relación a la eutanasia activa, para mí es una decisión individual. Si una persona con plenas facultades mentales elige no seguir viviendo por cuestiones físicas, médicas y está imposibilitado de detener su propia vida y solicita ayuda para ponerle fin a la misma, es su decisión. El tema es que no debería ser el médico quien la realice sino alguien que esté de acuerdo con la persona que lo solicita (familiar, amigo etc.). Sí es conveniente que el médico pueda asesorar.

Estoy de acuerdo con la eutanasia "activa" y creo que se debería intentar su implementación desarrollando proyectos de Ley razonables desde las

Sociedades Científicas relacionadas a la temática que puedan ser llevados a los ámbitos parlamentarios para su discusión.

La eutanasia activa me genera dudas sobre todo en las cuestiones operativas. ¿Cómo se toma la decisión y quién/quiénes lo hacen?, ¿cómo se compartiría esta decisión con la familia o el mismo paciente? (si el escenario lo permitiera). Sólo la aceptaría en tanto se ejerciera un estricto control sobre quienes toman las decisiones y sobre los motivos, haciendo intervenir al comité de bioética institucional o externo. Es más sencillo y menos culposo dejar de hacer que aplicar una metodología que induzca la muerte, aún cuando esta sea inexorable.

Estoy de acuerdo dependiendo de cada ser humano en particular, su historia, que hubiese querido en esos momentos, su familia.

Estoy de acuerdo con la eutanasia activa ya que creo que es un derecho de cada persona decidir si desea o no seguir viviendo en las circunstancias que le tocaron finalizarla.

Los argumentos en contra de la eutanasia activa misma se exponen en los siguientes párrafos.

La eutanasia (bajo cualquier rótulo) es una práctica inmoral que atenta contra la cultura de la vida, que es necesaria para la supervivencia de la sociedad humana. La práctica eutanásica impone un pensamiento que soluciona los grandes problemas de la medicina de manera fácil, sencilla, rotunda y directa pero dicho pensamiento no es comprometido. La eutanasia persigue a la cultura de la muerte como una solución a una problemática de la que parece que es mejor escapar.

Tengo muchas dudas si existiera la posibilidad de realizar legalmente la eutanasia activa en un país en el que ni siquiera se pueden aplicar las leyes con una justicia independiente, por lo cual no la considero recomendable aún.

Con respecto a la eutanasia activa, estoy en sintonía con la ley argentina que lo considera delito y por ende lo prohíbe.

La eutanasia "activa" no existe en nuestro país. Creo que el médico no puede atentar contra la vida humana, aún con móviles en principio válidos, como es la solicitud para aliviar el dolor. Probablemente muchas de las solicitudes de pacientes dirigidas a sus médicos para acabar con sus vidas, estaban movilizadas por un sufrimiento intenso que actualmente se puede manejar adecuadamente con los cuidados paliativos. Acá no sólo se incluye el dolor físico intenso y prolongado, como suele suceder, por ejemplo en algunas neoplasias. Además del manejo farmacológico, el dolor tiene un componente emocional que requiere de la presencia compasiva ("padecer con el otro") del médico, y de otros miembros del equipo de salud. La presencia, el gesto, la palabra, tienen valor terapéutico.

No estoy de acuerdo pues desde lo moral no se puede actuar sobre la vida y la dignidad del otro. Independiente de la religión, la persona merece un respeto individual (concepto filosófico). Es "unidad como persona desde el nacimiento" (sin entrar en la polémica del origen de la vida).

Respecto a la diferencia moral entre eutanasia, abstención y retiro del soporte vital se destacan las siguientes ideas.

La diferencia moral con la abstención y / o retiro del soporte vital dependerá de las distintas cosmovisiones que se tengan en cuenta sobre el sentido y disposición de la vida.

La vida tiene 2 elementos: uno es "obligaciones y deberes de conservar la vida" y el otro es el "deber derivado de conservar la salud" (aunque se le puede aceptar que no quiera cuidarse).

La abstención y retiro pueden considerarse ante determinada patología que se sabe terminal (luego de haber agotado los esfuerzos). Se debe considerar en este punto lo dinámico del concepto. Hay avances tecnológicos, científicos y experimentales, lo que se decía hace 20 años hoy cambió. En las unidades de cuidados críticos hay scores pronósticos, cada día hay más, son solo orientativos. También importa quién toma la decisión: ¿compartida con el paciente cuándo estaba lúcido? ¿o sólo el equipo de salud?

Se debe definir el objetivo de salud, que puede implicar realizar sostén vital hasta el diagnóstico, y cuando ya lo tenemos, si indica irreversibilidad, puede cambiar el objetivo. Se puede dar un tiempo, se puede esperar una segunda opinión, esperar determinadas circunstancias del contexto, pero el objetivo cambia.

También hay que pensar a que se llama fin de la vida. Podemos tener el caso de un paciente con cáncer de lengua que presenta hemorragia y dificultad respiratoria por obstrucción de vía aérea superior, es "terminal" pero ¿no se lo trata? Por supuesto que debe tratarse. ¿Y alguien con pronóstico de sobrevida de 5-6 meses que presenta una neumonía? ¿No corresponde, además del tratamiento antibiótico, nutrir, hidratar, colocar en respirador si hace falta? Todo depende donde estemos parados.

En definitiva hay 2 decisiones importantes: ¿qué hacer? ¿qué proporcionalidad aplicar?

Tener en cuenta que puede haber corrientes diferentes que piensen igual pero no usen el mismo lenguaje.

Algunas posturas argumentan a favor de establecer diferencias.

La diferencia entre abstención y retiro en algunos casos consiste en anteponer la dignidad del individuo padeciente, agonizante sobre el cual se realizó todo esfuerzo bien intencionado, por encima de las prácticas distanásicas (entendido como encarnizamiento terapéutico) que cosifican y prolongan el sufrimiento innecesariamente.

Es muy diferente la eutanasia "activa" del retiro de soporte vital o abstención de tratamiento ya que en la mayoría de los casos se trata de medidas fútiles que fueron indicadas sin una deliberación previa sobre su utilidad o el límite en el tiempo de mantenimiento de dicha terapia. Además, las propias terapias pueden empeorar la calidad de vida de las personas que las reciben, con lo cual se convierten en un factor más que lleva a pensar en su suspensión.

La diferencia moral con la abstención / retiro del soporte vital es el grado de protagonismo del médico interviniente en el proceso de muerte y el tiempo que transcurre a la muerte.

La diferencia moral es que uno no decide drásticamente la interrupción de la vida sino que es un proceso en el que se puede consensuar y elegir para cada caso que es abstención o retiro del soporte vital con el grupo de trabajo o incluso con interconsultas y con la opinión de los comités de bioética.

El paciente puede presentar cuadros que sean persistentes e irreversibles que no le permitan vivir sin asistencia de máquinas; allí la abstención o retiro de soporte vital es dejar que la muerte llegue sin forzar la vida, es dejar que la persona se apague en su propio ritmo y en su tiempo. Los actos médicos no deberían ser desproporcionados, se debe buscar el beneficio y no malgastar recursos. La eutanasia es apresurar el final de vida. **El entrevistado incluye el concepto de gradualidad.**

Debemos definir bien los términos abstención/retiro del soporte vital. Sí estoy de acuerdo con la limitación del esfuerzo terapéutico, en contra del encarnizamiento terapéutico y las medidas desproporcionadas, que atentan contra la dignidad de la persona y su derecho a morir en paz y dignamente.

La abstención/retiro del soporte vital implica algo que es sustancialmente diferente a la eutanasia. En la abstención/retiro (ambos términos tienen equivalencia moral) se *permite* morir al paciente, pero no se le provoca la muerte como es el caso de la eutanasia. Se trata de una limitación del esfuerzo terapéutico, o mejor aún, de una adecuación del mismo. El esfuerzo terapéutico siempre se mantiene. Esta adecuación tiene sólidos fundamentos éticos y legales.

Considero que sí hay diferencia moral con la abstención, en la misma no se está ayudando al paciente a morir mejor, por lo que es una farsa, donde el profesional se siente más tranquilo pensando que respetó la voluntad del paciente pero no lo hizo así.

Otras opiniones en cambio no establecen diferencia moral entre eutanasia y abstención / retiro del soporte vital.

No hay diferencia moral entre abstención y retiro del soporte vital pues en ambos casos se persigue el mismo objetivo.

Verdaderamente considero que la eutanasia es más un problema para el equipo de salud que para el paciente y su familia. Hay momentos en la evolución de la enfermedad del paciente en los que ya todas las medidas son fútiles y aun así se prolonga una agonía que desgasta a todos los participantes; y peor aún cuando el paciente comprende y entiende lo que está ocurriendo y es él quien solicita que no se continúe y en algunas circunstancias hasta que se termine definitivamente. Es principalmente en estos casos en los que se podría considerar la eutanasia, pero considerando que la problemática se trasladaría al equipo de salud, este podría negarse. Considero que en el inconsciente general no pensamos de la misma forma ''no hacer o inclusive dejar de hacer algo" que "hacer algo voluntariamente para terminar la vida" aunque en muchas circunstancias es realmente lo mismo.

Moralmente no veo que la eutanasia activa difiera mucho del plano del retiro vital. En el retiro vital también hay actores que ejecutan acciones con el objetivo de provocar la muerte. En el retiro vital, el deceso se produce en horas o días y en la eutanasia activa es casi inmediato, la diferencia solo es en el tiempo de respuesta a la conducta ejecutada. Ambas acciones conducen a la muerte del enfermo.

En mi opinión la diferencia moral que permite a una persona estar de acuerdo con la eutanasia pasiva y no con la activa es básicamente una actitud de cobardía y falta de compromiso/compasión con el sujeto que sufre. El "dejar que las cosas pasen solas" permite ponerse afuera ficticiamente de una situación que exige compromiso, acción y decisión. El objetivo de aliviar el dolor y el sufrimiento debería motivarnos a tener una conducta "activa". **Esta fue una de las posturas más drásticas.**

No encuentro diferencias morales entre abstención y retiro en tanto el objetivo fuera evitar futilidad y encarnizamiento. Defendiendo además la dignidad del paciente y también la del equipo tratante.

En la práctica clínica, la sedación cumple la función de "eutanasia", con el objeto de evitar sufrimientos que no pueden ser controlados con dosis habituales de medicación. El retiro del soporte vital es casi impensable en la práctica cotidiana, pero los médicos dirigimos hacia la abstención de soportes avanzados en pacientes no recuperables. No me produce sensaciones de inmoralidad ninguna de las condiciones; percibo como una obligación moral el cumplir con el "no sufrimiento en vano".

La siguiente es una opinión que si bien parte de una diferencia plantea como reflexión, luego de años de experiencia, revisar el tema.

Conceptualmente desde mi punto de vista existen diferencias entre "eutanasia activa" versus abstención versus retiro de soporte vital. Si bien puede interpretarse que las 3 acepciones son similares ya que tienen un mismo fin (la muerte del paciente), este no es el caso particularmente para la abstención que no siempre tiene como último fin la muerte. En numerosas ocasiones esencialmente en cuidados médicos avanzados la abstención de avanzar en determinadas medidas médicas (por ejemplo no dializar un paciente si llegare a requerirlo), puede implicar la futilidad de nuevas terapéuticas médicas, pero lleva implícito el mantenimiento del resto de las medidas, encaminadas a una eventual recuperación del paciente. Entiendo que sí es más difícil la línea que separa el retiro de un soporte vital con la eutanasia activa. Por ejemplo retirar el soporte ventilatorio mecánico a quien lo requiera implica la muerte inminente del paciente, no distinto de una activa maniobra de eutanasia. Independientemente de la cercanía de estos términos, tal vez deberíamos contextualizar el escenario en que estas intervenciones pueden tener lugar. Por ejemplo, en un escenario de paciente internado en una sala de cuidados críticos, puede y debería aceptarse que ante futilidad médica y con el objetivo de no prolongar una situación médica que solo conlleva sufrimiento para el paciente y su entorno, es lógico aceptar el retiro del soporte vital, por ejemplo una asistencia ventilatoria mecánica, un soporte vasoactivo que solo prolongarán en días una situación de irreversibilidad. En un escenario de paciente internado en una sala general o ambulatorio, efectuar medidas farmacológicas activas y que derivan en un resultado inmediato de la muerte del paciente, debe ser considerada la verdadera eutanasia "activa". Utilizar medidas farmacológicas tales como el uso de opiáceos para calmar dolor con eventuales riesgos de depresión respiratoria no debería considerarse eutanasia activa aunque llegado el caso ante la refractariedad del manejo farmacológico tendiente a producir reducción de disnea, dolor, agitación nos veamos obligados a utilizar dosis extremas que conlleven al fin de vida.

En definitiva la situación moral en cuestión, desde mi punto de vista no es con la abstención de soporte vital o su retiro, sino con las medidas que persiguen un inmediato fin de vida del paciente. Pero, luego de tantos años de profesión y observando a diario la vida de pacientes ancianos con situaciones de demencias irreversibles, y en situaciones en que los pacientes no expresan una conexión con el medio circundante y que además presentan una calidad de vida inexistente y previendo además los deseos de esos pacientes cuando estuvieron en condiciones de expresar los mismos, estoy reconsiderando que deberíamos al menos comenzar a considerar con más profundidad esta problemática.

- Ante órdenes de NO reanimación muy generales, los profesionales tratantes, ¿deberían/ podrían discutir aspectos puntuales con los actores implicados en la decisión o deberían acatar ciegamente las mismas?

Todas las opiniones van a favor de hablar dentro del equipo y con los familiares y los pacientes.

✓ Deben discutirse en profundidad. Se ha seguido como modelo la práctica de países anglosajones, donde los pacientes firman la orden de reanimación o no reanimación sin saber siquiera su pronóstico. En el imaginario popular el paciente que es reanimado vuelve a una situación similar a la previa. En general el paciente y la familia desconocen las secuelas que deja una reanimación cardiopulmonar aún en caso de lograr su objetivo. Cuando se discuten los detalles de la reanimación cardiopulmonar, las personas suelen preferir no acceder a ella. En mi experiencia, cuando los familiares entienden la escasa probabilidad de respuesta, y el maltrato que sufre el cuerpo durante esos momentos, suelen desistir de la terapéutica. Esto pude presenciarlo inclusive durante una rotación en Nueva York en el Memorial Sloan Kettering Cancer Center, donde un oncólogo discutía con una familia en relación a la progresión de información hacia el paciente (abogado al igual que sus hijos). Cuando pudimos conversar con el paciente y explicarle su pronóstico (cáncer de laringe progresado a tratamientos con metástasis pulmonares y dependiente de oxígeno, ECOG 3 **–más de medio día en cama y necesita ayuda para actividades de la vida diaria-**), el propio paciente decidió cambiar su orden a "no reanimación", dar directivas a su familia y esto trajo mucha tranquilidad. La orden de reanimar había sido firmada al ingreso, sin tener el paciente plena conciencia de su pronóstico y de lo que implicaba dicha terapia. Es una práctica habitual en otros países, y no en nuestro medio.

✓ Podrían discutirse aspectos puntuales por 2 motivaciones. La primera es garantizar que en el proceso del consentimiento informado la información sea válida y detallada (en contextos culturales fáciles de interpretar independiente del grado de competencia). La otra es que si consideramos que los actores también incluyen al grupo familiar y amigos, y discutir este tema permite integrarlos con el fin de alcanzar un proceso digno en la enfermedad terminal o grave. Un ejemplo es la madre de un colega del equipo de salud, de 75 años, con un cáncer de tiroides avanzado, con metástasis, que ya ha recibido quimioterapia y radioterapia. Estando estable, la paciente pide que a futuro no sea intubada, dado que no quería que su familia la vea agonizar en el hospital. Un año después concurre a la guardia con un hematoma subdural crónico reagudizado y en coma. Excepto su hijo enfermero, los demás hijos no estaban presentes. El médico de terapia intensiva y el neurocirujano consideran que cualquier intervención sería fútil. Pero el hijo enfermero pide que sea admitida en terapia intensiva por una cuestión de privacidad e intimidad, firmando la negativa al tratamiento y propiciando el encuentro con el resto de la familia.

✓ Creo que siempre deberían discutirse los aspectos puntuales. Para que todas las personas intervinientes en el proceso de fin de vida manejen el mismo idioma y la misma información en lo que respecta al paciente

✓ Hay dos situaciones. La orden que dan los <u>médicos</u> y que en general no se refiere a aspectos puntuales sino más bien a "no reanimar en caso de paro", aunque hay situaciones específicas tales como "no más hidratación, ni vasopresores, ni nuevos cultivos ni nuevos antibióticos", que en general terminan siendo fútiles respecto del pronóstico. La futilidad debería ser discutida para disponer del si o el no de la reanimación. Y desde los <u>pacientes</u>, debería ser respetada la orden si existe un testamento vital respecto a la situación conocida por el paciente. Por ejemplo ante una esclerosis lateral amiotrófica (ELA) que sabe que terminará en ventilación mecánica y haya dejado indicado que no se proceda a la misma, esa situación sería un "mal morir" por la dificultad respiratoria (excepto que se usen opiáceos). Pero si el paciente con ELA tiene una neumonía y eso lo lleva a requerir ventilación mecánica, no debe respetarse la orden, y si está lúcido se le explica que las acciones que se van a tomar son para volver a su estado previo, dado que el planteó la "no ventilación" para su situación terminal, que no sería el caso. Y si no está lúcido se procede a ventilarlo. En este caso no se discute, se informa.

✓ Obviamente que todas las situaciones son individuales y modificables. En relación a decisiones de no reanimación, esta incluye diferentes aspectos y no son aplicables a todos en general. Considero que el respeto de las creencias y decisiones individuales deberían prevalecer sobre cualquier otra cosa.

✓ Creo que en el caso de las ordenes de no reanimación, es importante poder discutirlo con los involucrados, a fin de asegurarnos que se comprende claramente la decisión y sus consecuencias. No actuar ciegamente. En cuidados paliativos muchas veces se plantean estas situaciones en la consulta, y en ocasiones podemos conversar abiertamente el tema con el paciente y la familia, otras veces no se puede tan abiertamente por cerco de silencio o negación del paciente, con lo cual es más difícil abordar estos temas. Otras veces no existe el tiempo de seguimiento en consultorio externo, por lo que son decisiones que debemos conversar en la guardia con un tiempo más acotado.

✓ Los profesionales tienen el deber y obligación de analizar cada caso en particular, porque cada paciente es un individuo único. Es bueno que esta discusión pueda darse con suficiente anterioridad al momento del deceso, de tal manera de permitir la reflexión.

✓ Como en la vida, no todo es blanco y negro, creo que hay matices en los cuales uno no debe dejar de analizar.

✓ Mi posición es clara en este sentido: la decisión de abstenerse, retirar, no reanimar, deben ser consensuadas entre todo el equipo tratante, no sólo los médicos, y sólo después de las conversaciones e intercambios de opiniones necesarios, se debe proceder a establecer las categorizaciones correspondientes.

✓ Siempre es importante discutir estos temas, nadie puede sentir tener tan claras las ideas en este tema. Por lo tanto deberían poder discutir aspectos puntuales y llegar de lo general a lo particular a fin de tener una conclusión.

✓ Quiero suponer que cuando hay orden de no resucitación los profesionales tratantes están enterados y ya fue hablado tanto con la familia como con el paciente. Considero que cuando una persona deja la orden de no resucitación debería haber atravesado un proceso junto a los profesionales tratantes y la familia que concluyó con esa decisión.

✓ Las directivas anticipadas y entre ellas la solicitud de no reanimación, deben estar minuciosamente detalladas, explicitadas y discutidas con el paciente o con quién lo represente legalmente, en el caso de menores o incapaces.

✓ Creo que como en toda conducta médica, el apego estricto a normas o protocolos de actuación generales debe relativizarse en función de los aspectos individuales de cada caso, que deberían discutirse con todos los actores involucrados en las circunstancias de decidir no reanimar a un paciente particular. No soy partidario de acatar ciegamente ningún tipo de orden general.

✓ Si bien los pacientes tienen una autonomía que siempre debe ser respetada, y si no pueden ejercerla, existen mecanismos que permiten seguir respetándola, el médico no tiene que acatar ciegamente nada. En todas sus actuaciones tiene la responsabilidad de actuar por el bien del paciente, y considerar cada caso en particular. Es frecuente comprobar, en el ámbito hospitalario, la aparición de conflictos entre los médicos de guardia ante situaciones que pudieron haberse previsto, y haberles dado una perspectiva satisfactoria. A veces da la impresión de que algunos médicos tratan de "sacarse de encima" el problema, sin pensar en las necesidades del paciente y de su familia (por ej. tratando de internar en área crítica a un paciente moribundo, que estaría mejor en la sala general, junto a sus seres queridos).

✓ No tengo dudas que es un deber de los profesionales discutir estos temas en el equipo tratante y con el paciente o sus representantes. No somos dueños de la vida de los pacientes, aunque sí tenemos la autoridad para dar consejos y recomendaciones. No se trata de un tratamiento "a la carta" sino de compartir con el paciente y la familia las cuestiones que tienen que ver con el objetivo del tratamiento implementado.

✓ No comparto la falta de discusión de ningún tema y menos este. Creo que en la charla deben estar todos los actores implicados, es decir los enfermeros, kinesiólogos y los médicos (incluyendo a todos, becarios, pasantes, residentes).

✓ Deberían conversar con los actores implicados, todas las posibilidades de tratamiento posibles para estar seguros que el mismo toma la decisión con conocimiento cabal de lo que está decidiendo.

✓ En todo proceso de comunicación y decisión en el proceso de salud/enfermedad/atención, el equipo de salud y los pacientes deben darse el tiempo y lugar necesarios para clarificar los deseos y expectativas a lo largo de todo el proceso.

✓ Salvo situaciones excepcionales, (traumatismos, eventualidades fáciles de resolver en pocos días) deben respetarse las voluntades expresadas. Pero considero que en cada momento deben ser decisiones a confirmar. La experiencia está llena de eventos "grises" donde se desdice la voluntad anterior.

✓ Sí deberían. Por ley es válido lo escrito, pero si se explicita verbalmente, ¿qué pasa? Tener en cuenta que desde que se firma el documento pasa el tiempo, la situación escrita puede no tener que ver con lo actual (los documentos suelen ser muy generales) y a veces el lenguaje de los documento es imposible de interpretar. Recuerdo un caso (póstumo) que pude discutir acerca de un Testigo de Jehová (TJ) que murió sin recibir transfusión. No había documento escrito. La esposa declaraba que era TJ y no recibió sangre. Luego apareció un hermano aseverando que el paciente no era TJ.

• ¿Piensa que en general los profesionales actúan en forma adecuada en las cuestiones del fin de la vida? ¿Cuál cree usted que son las fortalezas y debilidades de la actuación en general del equipo de salud?

Hay coincidencia unánime en que no se actúa (en general) de manera adecuada. Tener en cuenta que en los equipos puede haber heterogeneidad en sus integrantes, y por ende en las fortalezas y debilidades.

Dada la escasa formación de pregrado en cuestiones de fin de vida, la mayoría de los profesionales no se siente cómodo ni capacitado para abordar estas situaciones. Se suele adoptar un estilo propio en la práctica, que no siempre incluye una comunicación eficaz.

No se actúa adecuadamente porque el fin de vida es un proceso, no un momento. Los médicos en general estamos entrenados para resolver enfermedades y curar lo potencialmente curable, no para acompañar al paciente en el proceso de muerte. Esto implica que uno como profesional se encuentre con escasos recursos al enfrentar este tipo de situaciones.

Los profesionales de salud tenemos diferentes grados de formación, diferentes creencias, diferentes experiencias y todo esto hace que las visiones y acciones ante estos eventos sean disimiles. Muchos profesionales ven una frustración en la imposibilidad de curar y esto hace que se aparten y desconsideren las acciones sobre estos pacientes, otros por vivencias personales pueden alejarse voluntariamente o sobreactuar por verse reflejados. La formación de grado y posgrado poco informa sobre estas situaciones y los médicos sabemos que tarde o temprano nos vamos a encontrar con estas, sin embargo solemos hasta negarnos para evitar pensarlas y cuando nos enfrentamos a ellas respondemos no siempre en forma adecuada.

En general los profesionales actúan con la sana intención de obrar a favor del paciente, pero comenten errores por falta de conocimiento y/o experiencia (es frecuente que quienes tienen la experiencia y/o conocimiento envían a profesionales recién iniciados a comunicar "la ingrata noticia") por "pánico judicial" u otras causas.

La mayoría de los profesionales está habituados a decidir por los pacientes por considerar que saben más que ellos.

Las debilidades señaladas son:

Como debilidades en general identifico la falta de aceptación de la propia muerte, la escasa formación en comunicación y en cuidados paliativos.

La falta de recursos humanos y materiales destinados a este fin, desactualización o falta de interés en estos temas, el pensamiento occidental sobre la muerte y el miedo a la propia muerte son otros factores señalados.

Otras debilidades: vacíos jurídicos que no permiten llevar a cabo las situaciones planteadas, que el equipo carezca de liderazgo y de cohesión grupal (por ejemplo en las guardias de una institución privada no hay equipo, la decisión la termina tomando el coordinador con la familia), y repetir decisiones por parecerse a otra antes vivida en la que "todo salió bien" (a modo de ejemplo: "no todas las Esclerosis Laterales Amiotóficas son iguales").

En muchos casos no se actúa adecuadamente en los casos de cuidados de fin de vida, principalmente por desconocimiento del equipo de salud, en ocasiones por falta de tiempo para poder comunicar y hablar adecuadamente con la familia y el paciente. Y en muchos casos por falta de formación.

Para otro entrevistado (Jefe de Departamento) los errores tienen que ver con algunas de estas circunstancias:

- No consenso adecuado entre equipo de profesionales (enfermeros, médicos).
- No comunicación fehaciente de la decisión.
- Decisión no clara o no convincente en cuanto a los alcances.
- No contemplar en la toma de decisiones los necesarios elementos de costo-eficacia de los tratamientos instituidos y en especiales de los potenciales tratamientos, maximizando las potencialidades de esos nuevos tratamientos, sin tener en consideración el escenario en que fueron testeados (esto último muy habitual en escenarios oncológicos).

Un jefe de cuidados críticos opina que se actúa más en forma individual de acuerdo a las creencias y vivencias de cada profesional que en forma colectiva o consensuada. Muchas veces no se discuten estos aspectos de los pacientes que van más allá de los diagnósticos y tratamientos. Cuando llega el momento de tomar decisiones sobre la interrupción de procedimientos se encuentra sólo un médico de guardia para tomar las decisiones y en muchas ocasiones no hay órdenes o elecciones por parte del paciente y los familiares y se actúa asumiendo un rol decisorio que lo excede y asume lo que no le correspondería.

Una psicóloga opina que los profesionales médicos están formados para salvar vidas y no para acompañar y ayudar a morir. Los profesionales deberían ver la muerte como una parte de la vida, y acompañar para que el tránsito sea tranquilo. Una gran debilidad: la omnipotencia e individualidad, y perder de foco lo importante, que es el paciente.

Actúan en forma desfavorable: la deshumanización del acto médico (paradójicamente para favorecer al paciente), el desconocimiento de postulados bioéticos, de la legislación vigente (que induce al "pánico judicial") y la sobrecarga laboral y agotamiento físico que ponen en riesgo al acto médico.

La conducta en general no es uniforme, depende de múltiples circunstancias relacionadas con las condiciones laborales y los diferentes ámbitos institucionales; por ejemplo, es probable que el mismo médico o psicólogo actúe en forma diferente ante situaciones similares según se encuentre en un hospital público o una clínica privada, o si en la misma institución el involucramiento de la familia del paciente con la situación sea pasiva o activa. Me cuesta ver fortalezas del equipo de salud en estas cuestiones, en cambio percibo múltiples debilidades derivadas de falta de capacitación en estos temas, de falta de interés o iniciativa para abordarlos tanto de parte de los actores directos como de parte de los responsables institucionales en hospitales, clínicas y sanatorios. Sumada a la sobrecarga laboral y a la exigencia de capacitación continua, a veces inabarcable completamente, en temas técnicos específicos. Hay pocas posibilidades prácticas de disponer de tiempo y ámbitos propicios para desarrollar actividades de reflexión y abordaje de estos temas y cuestiones.

Es frecuente comprobar que se trata de evitar asumir la responsabilidad de acompañar al paciente en su proceso de muerte, por ejemplo derivando al moribundo a otro servicio hospitalario (generalmente terapia intensiva, que no es el lugar más adecuado para estos pacientes). Otra falencia frecuente es el encarnizamiento terapéutico. Esta sobreactuación médica somete al paciente y sus familiares a sufrimientos innecesarios, obteniéndose frecuentemente la prolongación de una agonía, más que la de una vida digna. Además el encarnizamiento lleva al desgaste del equipo de salud, por la frustración que conlleva la muerte del paciente. Por otro lado, se dilapidan recursos que otros pacientes, recuperables, necesitan (medios de diagnóstico, tratamientos médicos y quirúrgicos, ocupación de camas de internación). Esta actuación del equipo de salud, de la cual los médicos son principales responsables, está bien prefigurada en el mito de Asclepio, castigado por Zeus por excederse en sus atribuciones como médico (descripto por Paco Maglio). No veo fortalezas en la actuación del equipo de salud en la medida en que su acción está sujeta en gran medida a una concepción biologista del enfermar humano, sin interés en el paciente como persona, y con frecuente supeditación al "riesgo legal" como guía de la acción.

Hay poca formación en este aspecto ya que estamos infinitamente más entrenados para hacer que para reflexionar y adecuar los esfuerzos a los objetivos. La debilidad reside en la falta de conocimiento específico de este aspecto de la práctica médica.

Como debilidad, ponerse en actitud de juzgar. Hay que tener en cuenta que muchos lugares de trabajo no cuentan con comités de ética, por lo que los profesionales quedan muy expuestos y solitarios para estas cuestiones, que generalmente no son fáciles

Un profesional que trabaja en centros oncológicos opina que sus grupos de trabajo son adecuados para tomar este tipo de decisiones. Pero si bien es una fortaleza, la debilidad suele ser tener que enfrentar familiares no concordantes que exigen más tratamientos y amenazan la decisión (de múltiples formas, hasta físicas). Allí el grupo tambalea porque se le exige más tiempo y esfuerzo que ya está mal predispuesto a dar.

El accionar es inadecuado por factores médicos y extramédicos. Los factores médicos a su vez son de 2 tipos: los de falta de compromiso en la labor diaria y los vinculados a falta de educación.

Dentro de los de falta de compromiso, se sabe que médicos y enfermeros necesitan más de un lugar para trabajar, por ejemplo los terapistas que hacen más de una guardia en diferentes instituciones. Ese hecho determina que los profesionales desconozcan las fluctuaciones morales y emocionales de las familias y los pacientes en el fin de la vida. Dentro de los educativos hay profesionales que confunden eutanasia con muerte digna, desconocen el significado del LET ("limitación del esfuerzo terapéutico"), y usan el LET como código pero no todos le dan el mismo significado. El LET un lunes puede ser ""antibiótico, hidratación, nutrición y alguna droga por vía parenteral", y en el mismo paciente un LET un viernes puede ser "hidratación, profilaxis de la trombosis y rotar". O sea que no solo se confunde sino que además hay diferencias de aplicación. Conjugándose entonces carencia de educación y falta de consenso.

Dentro de los extramédicos el más importante es el referido a aspectos subjetivos de la población que muchas veces desconfía del accionar médico. Por ejemplo, el discurso médico suele ser que "el sistema de salud está colapsado, sobresaturado, en crisis, que no hay médicos, que los salarios son bajos, que no hay insumos". Entonces cuando a la familia se le plantea limitar el esfuerzo, ellos pueden pensar que el médico está buscando una "rápida disponibilidad de camas", siendo entonces una percepción negativa de la familia frente al equipo de salud.

Por ejemplo, en un operativo por donación de órganos, se trataba de una persona joven con hidrocefalia y muerte bajo criterios neurológicos. La familia era cordial, pero a ellos les llamaba la atención la cordialidad del equipo de procuración de órganos. En cambio, el equipo tratante de terapia intensiva era más "hostil" y explicaba poco y nada. Y ahora que se produce "la muerte" aparece el equipo del INCUCAI con psicólogos y les hablaban bien. Sintieron que el paciente era más importante muerto que vivo. Negaron entonces la procuración y se opusieron a la desconexión. De hecho que el INCUCAI ni volvió a las 6 horas para certificar el diagnóstico, mostrando entonces un mal vínculo terapia/ familia.

Los medios de comunicación mediatizan y esto confunde a la gente.

Las fortalezas señaladas son:

Como fortalezas podría mencionar que en nuestro país el rasgo humanista de la medicina es aún fuerte y hay gran interés por estos dilemas bioéticos.

Otro entrevistado plantea como datos a favor: presencia de un líder que exponga las necesidades de discutir el fin de la vida, con entrenamiento, años y experiencia para afrontar la situación y exponerla, y la posibilidad que los menos experimentados se formen en bioética para entender de qué se está hablando, sinó opinan como el público. Y trabajar interdisciplinariamente.

Se indican además: la permanente preocupación en obrar a favor del paciente en la mayoría de los profesionales, la honestidad intelectual y moral y el conocimiento científico.

Actualmente hay grupos de salud comprometidos, hay más comités, más jornadas, más investigaciones. Se habla más en todos lados. El problema en una guardia ya no puede "trasladarse" al día siguiente, debe resolverse en la guardia. Es verdad que el sistema de salud no genera estímulo en este tema, no hay becas, no hay rentas para estas actividades. El motor es el sistema genuino de individuos o grupos que quieren modificar paradigmas. El modelo médico hegemónico puede enriquecerse con las humanidades, pero *"debe mantenerse el modelo paternalista"*. Hay valores de la ética que pueden mejorar la medicina hipocrática. Se señalan otras fortalezas: la buena voluntad de los profesionales, los principios éticos existentes, el entrenamiento en cuidados paliativos y medicina del dolor, la posibilidad de trabajar con otras disciplinas (psicología, terapia social, religión, etc.).

Las fortalezas actuales (desde la visión de una integrante de un servicio hospitalario de cuidados paliativos), se refieren a que en los últimos años se discute más, se lo tiene más en cuenta, nos consultan los diferentes servicios (clínica, cirugía, traumatología) tanto para la evaluación del paciente como para el acompañamiento y el abordaje de familias y pacientes complejos en la toma de decisiones. Se toma en cuenta el tratamiento del dolor, se evalúa en ocasiones la toma de decisiones, evaluar en ciertos casos la suspensión del esfuerzo terapéutico y continuar con cuidados de fin de la vida. Aunque aún hay dificultades. A modo de ejemplo: se interna un paciente con cáncer de colon, ECOG 3, estadio 4 de enfermedad oncológica, en seguimiento por cuidados paliativos y oncología. Ingresa a las 72 horas post quimioterapia por fiebre y neumonía, y derrame pleural preexistente (interpretado previamente como oncológico); la evaluamos nosotros en guardia, decidimos iniciar antibióticos y medidas de sostén, a evaluar respuesta en 48 horas, sin realizar de ser necesaria ninguna medida invasiva, donde ya pasaría a cuidados de fin de vida solamente. Pero al pasar a la sala de internación el nuevo equipo tratante le realiza toracocentesis hallando parámetros de empiema, por lo que deciden colocar tubo de avenamiento pleural, procedimiento que se realiza a la madrugada, y que no le brindó ningún alivio sintomático a la paciente, al contrario. A la mañana siguiente, la paciente estaba estuporosa, claramente en fin de vida inminente pero con síntomas controlados (con morfina), a pesar de lo cual se le administraron tres ampollas de midazolam, sin requerirlo. Todo esto fue decidido sin nuestra intervención. La paciente falleció esa misma mañana. La discusión que realizamos en el grupo de cuidados paliativos fue considerar que la quimioterapia no estuvo bien indicada, porque la paciente estaba en mal performance, y que la colocación de un tubo de avenamiento, a la madrugada, en la sala, fue innecesaria y no le brindo a la paciente ningún beneficio.

Es fundamental poseer los conocimientos y poder trabajar y discutir en equipo cada caso. Es necesario incluir los aspectos socio-culturales que influyen en nuestras decisiones que muchas veces nos inducen a tomarlas con prejuicios y preconceptos.

Un jefe de terapia intensiva opina que muchas veces la soledad abruma al momento de enfrentarse a estas situaciones. No siempre son las 9.00 horas de la mañana de un día de semana con todo el servicio y los interconsultores cuando debemos enfrentarnos a estas situaciones. Sin embargo, es el equipo que debe ir en conjunto a dar los informes, de esa manera no les va extrañar a los familiares recibir "malas noticias" provenientes del equipo. Es en la debilidad donde yo encuentro la fortaleza, el individualismo es muy, muy pobre por más logros que haya alcanzado tal o cual colega, es en el trabajo en equipo de verdad, donde todos podemos crecer y ayudarnos mutuamente.

Algunos profesionales, a pesar de no ser legal, toman conductas activas teniendo en cuenta la ética antes que la ley. De todas maneras creo que esto tiene que ver en muchos casos con el miedo a la muerte.

El principal enemigo de los profesionales es la falta de capacitación en el tema. Actúan con temor a hipotéticos juicios ("por las dudas me cubro"), actúan sin conocer bien la existencia o no de directivas anticipadas verbales o escritas. Otras veces aparecen ciertos temores atávicos no muy fundamentados ("cómo lo vamos a dejar morir así..."). En ciertas ocasiones también se va por la vía facilista, es decir se busca que las decisiones las tome un tercero (p.ej. Jefes de Servicio, Director Médico, Comité de Bioética, etc.). En profesionales comprometidos que se han puesto a recabar con el mayor detalle posible la voluntad del paciente, sentándose a hablar todo lo necesario con varios miembros de la familia, es donde se pueden encontrar las mejores decisiones.

Por otro lado, hay que tener en cuenta 3 escenarios posibles:

	Fortalezas	**Debilidades**
Sala y ambulatorio (clínico y quirúrgico)	En las enfermedades crónicas invalidantes (oncológicas o no) suelen acompañar hasta el final, pero en ese momento derivan.	Hay falta de capacitación para hacer frente a la inminencia del desenlace. Pero tampoco les interesa entender. O sea que "no pueden" pero además "no quieren". En las recorridas a los pacientes adultos mayores con enfermedades crónicas no se les suele prestar atención (los médicos jóvenes).

| *Urgencias (guardia y terapia intensiva)* | El fin de vida en la casa es ideal, pero a veces no se puede. Hay 2 grupos: el agudo y el crónico que progresa. A veces en la guardia no se puede discriminar la situación, y también depende como lleguen, con historia, datos, familia. Si la urgencia da tiempo o no. | Por lo general no están preparados. La guardia tiene muchos problemas (personal transitorio). De todas formas el proceso (ya en UCI) es soporte avanzado hasta diagnóstico, y luego revaluar el objetivo de salud. Y no olvidar ver cuál es la enfermedad de base y su estadio. |
| *Cuidados paliativos* | Están preparados para actuar en esta instancia. | Riesgo de burnout. Suelen ir rotando para evitar desgastarse. |

A pesar que se ha avanzado sobre el respeto de los profesionales sobre las decisiones en el final de la vida, aún queda un largo trecho por recorrer, en especial para reconocer el derecho a disponer del propio cuerpo, y sobre todo tener en claro cuáles son las herramientas que coadyuvan al equipo de salud para definir los medios extraordinarios de conservación de la vida.

- ¿Considera que los cuidados paliativos pueden reducir los pedidos de eutanasia en los países en que esta es legal?

Las opiniones estuvieron divididas.

Las opiniones a favor de que los cuidados paliativos SI pueden reducir los pedidos de eutanasia se observan a continuación.

- Depende de la política pública que se implemente. En países como Holanda la eutanasia se ha practicado en pacientes que no habían recibido un abordaje adecuado de su sufrimiento. Si existen políticas públicas que facilitan la accesibilidad a los cuidados paliativos, desde ya la eutanasia pasa a ser un recurso de última instancia. Muchas veces en la primera consulta a cuidados paliativos la gente concurre solicitando eutanasia, pedido que luego se diluye con el correr de la asistencia.

- Los cuidados paliativos bien encarados, con los recursos adecuados y desde una etapa adecuada de la enfermedad terminal, permitirían el buen morir y dar calidad de vida al proceso de muerte

- Igualmente considero que la mayor información de la actividad de los médicos paliativistas hizo que otros médicos mejoraran sus acciones con estos pacientes. La actividad precoz sobre pacientes con enfermedades incurables y terminales permite que se puedan ir considerando diferentes situaciones y da respuestas antes de que estas incógnitas aparezcan por lo que ante situaciones de fin de vida probablemente nos de las herramientas para manejarlo sin necesidad de utilizar la eutanasia como final.

- Creo que ayudaría a mitigar el dolor, mejorar el confort y elaborar las decisiones de los mismos pacientes o familiares que pueden cambiar de acuerdo a las experiencias vividas durante la evolución y sí disminuir los pedidos de eutanasia. Un hecho o pedido puntual se convertiría en un camino hacia una muerte digna.

- Probablemente sí en el caso que sean aplicados correctamente.

- Considero que sí, que los cuidados paliativos son una alternativa posible para algunos pacientes, que por lo menos podrían evaluar intentar cuidados paliativos antes de tomar la decisión de terminar con su vida, por lo que es posible que sean menos frecuentes los pedidos de eutanasia. Creo que el mayor temor de los enfermos es a sufrir, por lo que los cuidados paliativos cumplen un rol muy importante, también ante la eutanasia.

- Los cuidados paliativos bien hechos deberían reducir la demanda de eutanasia. El punto principal es en qué momento deben empezar los cuidados paliativos. En la práctica empiezan cuando los médicos dicen "ya no hay nada más que hacer". Lo correcto es que empiecen en el comienzo / diagnóstico de la enfermedad <u>incurable</u> (oncológica o no). Por ejemplo en el cáncer de próstata con metástasis óseas, antes vivían poco, ahora pueden vivir más de 10 años. Pero al momento del diagnóstico es "incurable".

Las opiniones a favor de que los cuidados paliativos pueden NO reducir los pedidos de eutanasia son las siguientes.

- Considero que los cuidados paliativos NO reducen los pedidos de eutanasia, no solo no lo reducen sino que lo pueden aumentar. Los cuidados paliativos pueden prolongar el fin de la vida y el sufrimiento del paciente. Por ejemplo muchos pacientes en España han pedido la eutanasia pues se han cansado de los cuidados paliativos.

- Con respecto a los pedidos de eutanasia y cuidados paliativos, creo que los mismos pueden ayudar a disminuir el sufrimiento en el final de la vida. Pero no tengo certeza que disminuyan los pedidos de eutanasia. En mi experiencia, son pocos los pacientes o familiares que solicitan eutanasia abiertamente (a pesar de no ser legal en nuestro país), y a pesar de recibir cuidados paliativos. Es decir que si la eutanasia fuese legal, accederían a la misma, a pesar de estar recibiendo cuidados paliativos. Recuerdo el caso de un paciente de 70 años con cáncer de próstata y metástasis óseas que cursó su fin de la vida en su domicilio, con una cuidadora y sus hijos. Él y su familia nos solicitaron eutanasia, lo que hicimos fue una sedación muy profunda con midazolam. Creo que esta es una de las zonas de mayor discusión en cuidados paliativos, esa línea muy delgada entre sedación profunda y eutanasia.

- Las solicitudes de eutanasia y su marco legal para ponerlas en práctica paradojalmente ocurren en países en que los cuidados paliativos, el acompañamiento del paciente y el soporte social-económico son más adecuados; por lo que no estoy convencido que una medida de tal naturaleza tenga un claro impacto.

- Muchas veces las personas que solicitan la eutanasia no son personas que necesitan cuidados paliativos, sino personas que por diversas situaciones se encuentran en situaciones de vulnerabilidad física y que consideran que su vida perdió la calidad que merecen. Por ejemplo una persona que queda inmovilizada de por vida y no puede mover su cuerpo pero que sus facultades mentales están intactas.

- No me parece que suceda, aunque pareciera lógico. En estos países de cultura anglo-sajona con economías mercantilistas-neoliberales donde prima la ecuación costo/beneficio, la eutanasia resulta de menor costo que los cuidados paliativos. Es una cuestión de filosofía económica no humanística.

- Espero que no. Creo que son cosas complementarias, un pedido de eutanasia no debería basarse en el hecho que no puedan instrumentarse o el paciente no tenga acceso, por el motivo que sea, a los cuidados paliativos adecuados.

- Es una especulación considerar que el desarrollo de cuidados paliativos (como estructura formal o como actitud médica) lleve a una disminución de los pedidos de eutanasia. Pero parece razonable pensar que la solicitud de eutanasia está vinculada al fracaso médico de paliar el dolor del moribundo. Y que este fracaso se debe no tanto a una falla técnica (de analgesia adecuada, por ej.) sino a una actitud del médico que no acompaña al paciente en la última etapa de su vida. Que es todo lo que resta de su vida, y que tiene una carga potencial de significación y de trascendencia probablemente mayores que cualquier otro momento de la vida. El médico, entonces, al no cumplir con su obligación de ayudar a bien morir, se enfrenta con este reclamo de eutanasia, que está expresando su falla.

Existió una respuesta intermedia.

- Una buena prestación de cuidados paliativos puede generar confort en el paciente, bajar la angustia de la familia, y de esta manera volver tolerable el camino del proceso de la muerte. Tendrían menos utilidad o no servirían directamente, para enfermedades en donde la muerte no está a la vista, y lo que se quiere es acabar con una vida indigna (paciente cuadripléjico post accidente).

Como asimismo se rescata una respuesta reflexiva.

- Es una opinión muy personal, pero la especialidad cuidados paliativos, su residencia de pos grado surge porque nosotros los médicos a cargo de pacientes por consultorio externo o pacientes internados, NO nos hacemos cargo en el momento en que más nos necesita nuestro paciente, su camino hacia la muerte, incluso la familia, con quién se va sentir más reconfortada, con su médico que conoce y trata desde siempre o con un colega excelente profesional y persona pero que acaba de conocer. La aparición de los cuidados paliativos es nuestro fracaso como médicos, ¿para qué estamos? ¿para aliviar el dolor y ayudar al buen morir? A veces, solo a veces, ayudamos a seguir adelante, pero nadie regala tiempo para seguir viviendo.

EJE PREGUNTAS DE CONOCIMIENTO

- ¿Qué entiende por muerte digna? La misma pregunta vale para: cuidados paliativos, encarnizamiento terapéutico, enfermedad terminal o avanzada.

Las respuestas están desglosadas por ítem.

Muerte digna
Transcurrir la etapa del final de la vida con adecuado control de síntomas, con soporte psicosocial, plan de cuidados acorde a las preferencias y deseos del paciente, evitando intervenciones cruentas y fútiles.
Es una forma de simplificar un movimiento, una tendencia moral, pero éticamente justificada que se puede resumir en "valoración y reivindicación de la dignidad del ser humano por encima de otras cualidades/ valores que la medicina tradicional considera como irrevocables y que no admiten discusión". Siguiendo a la deontología kantiana, es la aplicación del binomio sujeto/ objeto en las patologías terminales o críticas donde el desenlace fatal es esperable.
El derecho del paciente a recibir los cuidados acordes (no de más ni de menos) a rechazar o aceptar tratamientos, para tener un buen morir, es decir, poder morir en paz, con el menor sufrimiento posible, pudiendo resignificar su vida a nivel moral, espiritual y material y en contacto con sus seres queridos.
Aquella que se produce sin dolor ni disnea, y en lo posible conservando el entorno familiar, recibiendo apoyo espiritual y rodeado de sus seres queridos.
Aquella que contemple las necesidades individuales de cada paciente y su núcleo y que en la medida de lo posible permita cumplir los deseos de estos. Que el muriente pueda ser acompañado en sus pedidos y se respeten sus decisiones con la intención que su partida sea lo más confortable posible aunque no siempre se tengan en cuenta los mejores tratamientos para la enfermedad sino los mejores tratamientos para el paciente.
Desde el punto de vista de los cuidados paliativos la entendemos e intentamos lograr, como una etapa de fin de la vida y muerte, donde podamos brindarle al paciente y a su familia, el mayor confort posible, desde el control de síntomas (dolor, disnea, delirium, manejo de secreciones, etc.), hasta el acompañamiento emocional, espiritual,

respetando en todo momento la dignidad del paciente y tratando de respetar en lo posible los deseos del paciente (esto no siempre se puede, por diferentes motivos, uno por ejemplo porque no siempre se puede discutir con el paciente estos deseos, a veces porque la familia no está en condiciones de cuidado domiciliario a pesar del deseo del paciente).

Aquella que se da sin sufrimiento evitable, en un contexto de paz, con la familia contenida y el equipo profesional convencido que hizo lo mejor que pudo por el paciente.

Es el derecho del paciente con una enfermedad irreversible y terminal, que manifiesta su deseo de rechazar procedimientos invasivos a su cuerpo.

La muerte NO violenta, es una muerte digna aunque sea penosa. La misión médica debería ser engrandecer aún más el momento de la muerte permitiendo al muriente estar rodeado en los momentos más difíciles de sus afectos.

Aquella que es asumida por el paciente y le permite llegar al fin de su vida mitigando el dolor, la desnaturalización de su cuerpo y con el menor impacto psíquico del miedo a la muerte. Elaborar su trayectoria por la vida, analizar sus aciertos y errores, perdonarse a sí mismo y encontrar un motivo de trascendencia que le permita naturalizar el hecho de la muerte.

Es el retiro del soporte vital, el paciente tiene que tener todas las medidas de confort, sin dolor, sin disnea y acompañado de sus seres queridos.

Permitir a la persona transitar el proceso de su muerte con el mayor respeto por su dignidad.

Morir conservando la dignidad que cada ser vivo tiene per se, morir cuidado y acompañado, confortado todo lo posible, en contacto con los seres queridos con la menor invasión corporal posible, en el ámbito físico adecuado o elegido si esto fuera posible.

Es el proceso de muerte en la cual se salvaguarda la integridad ética del ser humano. La dignidad se refiere al paciente, pero también alcanza a su familia y al equipo de salud participante. Si el proceso de muerte se encara bajo una mirada exclusivamente biológica, se cae en un reduccionismo que no se compadece de la complejidad del enfermar humano, y de la muerte humana.

Si se puede diferenciar claramente el proceso de muerte de una enfermedad grave potencialmente reversible, entonces los gestos médicos serán totalmente diferentes. Lo trágico es emplear fórmulas de guías terapéuticas sin considerar la individualidad del paciente que se tiene delante, su historia personal, sus convicciones, sus deseos, su voluntad.

Que el paciente pueda decidir cuándo terminar con los tratamientos agresivos, según su creencia sobre lo que es digno o no.

El derecho a una muerte digna, sintéticamente, consiste en respetar las creencias, valores y deseos de las personas en los finales de vida, proporcionando alivio al sufrimiento total, sin interferencias técnicas, médicas, ideológicas, religiosas ni jurídicas.

Entiendo que como médico tengo la capacidad de ver sufrir a un enfermo en su cama. Si su sufrimiento no tiene alivio con lo que está a nuestro alcance, la muerte digna es no prolongar su agonía. Eso vale para cualquier enfermedad que el paciente tenga. Nos podremos valer de no hacer más extracciones, no moverlo para hacer imágenes, dejar de dializarlo o poner el ventilador a FiO2 21% (oxigenación básica) o aumentar los sedantes.

Acompañar en el proceso de fin de la vida sin tomar medidas desproporcionadas, sin disnea ni dolor y en lo posible sin sufrimiento. Este último puede evitarse con cuidados paliativos precoces.

Cuidados paliativos

Son un abordaje para mejorar la calidad de vida de los pacientes y sus familias combatiendo los problemas asociados a enfermedades que amenazan la vida; a través de la prevención y alivio del sufrimiento por medio de una temprana identificación y una impecable valoración y tratamiento del dolor y de otros problemas físicos, sicosociales y espirituales. *Definición OMS 2003*

    -Reafirman la vida

    -No intentan ni demorar ni acelerar la muerte

    -Integran los aspectos psicológicos y espirituales

    -Ofrecen un sistema de soporte al paciente

    -Ofrecen un sistema de soporte para la familia

    -Se trabaja en equipo

    -Realzan la calidad de la vida

    -Son aplicables tempranamente en el curso de la enfermedad

Es el abordaje sistémico racional y basado en la interdisciplina sobre el manejo de enfermedades graves con pronóstico reservado (enfermedades terminales) y aquellas patologías crónicas no necesariamente mortales pero que provocan un serio conflicto en la persona comprometiendo su salud y su función dentro de la sociedad.

Brindarle al paciente que está con una enfermedad avanzada o grave, atención integral (médica, social, espiritual) para aliviar sus síntomas y brindarle calidad de vida.

Aquellos cuidados destinados a mejorar la calidad de vida de quienes tienen diagnóstico de "incurabilidad" a fin de mitigar el sufrimiento.

Son todas las acciones destinadas al manejo de pacientes y familiares con enfermedades terminales. No solo durante la etapa final sino desde el inicio para mejorarlo.

Son todos los servicios brindados por el equipo de salud con el objetivo de lograr una muerte digna.
Son los que se le brindan al paciente para el cual ya no hay tratamiento posible para curar o mejorar su enfermedad. Estos cuidados deben permitirle al paciente aceptar la muerte para poder cerrar situaciones, físicamente no debe tener dolor.
La rama de la medicina que permite vivir con la mayor dignidad posible el final de la vida.
Tareas y procedimientos médicos, psicológicos, kinesiológicos y de enfermería a realizar en pacientes con enfermedades terminales con el objeto de aliviar el dolor y el sufrimiento y tendientes a lograr la mejor calidad de vida posible hasta el momento del fallecimiento.
Prevenir y aliviar el sufrimiento además de brindar la mejor calidad de vida posible a pacientes que padecen una enfermedad grave que potencialmente compromete su vida. Buscan el bienestar del paciente y el de su familia.
Aquellos que no van a curar al paciente pero le pueden proporcionar mejor calidad de vida.
En la actualidad existe un giro conceptual de los cuidados paliativos clásicos a la denominada "Atención Paliativa", que consiste en la atención integral de personas con dolencias crónicas avanzadas, a través de un abordaje multidimensional, sincrónico e integrado con las distintas especialidades médicas que redunda en una mejora de la atención, en la reducción significativa del sufrimiento de pacientes y sus familias y en una mayor carga de equidad en la distribución de recursos.
Cuidados paliativos es un concepto diferente al de la Sociedad Española de Cuidados Paliativos (SECPAL) con respecto al inicio de los mismos. Por lo general se deriva a los pacientes a cuidados paliativos cuando ya están agotadas las opciones terapéuticas; en mi opinión el cuidado paliativo debe comenzar al inicio de la enfermedad incurable, con su diagnóstico. El mayor tiempo le permite llegar al fin de la vida con un conocimiento más claro, y con menor sufrimiento. Puede ser de 10 años, el SECPAL habla de 6 meses.

Encarnizamiento terapéutico (obstinación terapéutica)
Continuar con medidas fútiles, es decir que a priori tienen escasas o nulas chances de dar resultado, y que imponen una carga al paciente.
Es la aplicación de una metodología derivada de siglos de silencio ante las necesidades individuales de los pacientes, que se fundamenta en realizar técnicas que razonablemente no conllevan un beneficio y que prolongan la agonía del paciente y afectan las expectativas del grupo familiar. Es una

práctica inmoral pues superpone objetos tangibles médicos por sobre los valores fundamentales de la persona.

Realizar prácticas que prolongan el proceso de agonía del paciente sin ningún beneficio (ejemplo: realizar procedimientos invasivos en pacientes no recuperables).

Acciones desmedidas respecto de la necesidad del paciente y que implican futilidad como resultado final.

Son todos los tratamientos, en muchos casos agresivos, que se realizan y en los que su resultado no tiene beneficio para el paciente, prolongando una situación irreversible. En la práctica diaria es muy común ver este tipo de situaciones, principalmente cuando se pierde el objetivo del accionar del equipo de salud y solo se persigue un resultado paramétrico (laboratorio, tomográfico, etc.). Muchas veces consideramos que estos problemas son típicamente de personal inexperto pero no solo se ve en ellos. Considero que siempre es bueno con cada paciente y todos los días preguntarse qué es lo que estamos tratando, cuales son nuestros objetivos teniendo en cuenta los posibles cambios que surjan durante los días consecutivos y que respuesta fuimos teniendo. Todo esto acompañado con la voluntad del paciente en cada momento.

Lo entiendo como la realización de procedimientos y/o tratamientos médicos que sabiendo que no tenemos posibilidades de obtener una buena respuesta o que incluso van a generar más daño que beneficio, por diferentes motivos los realizamos igual (a veces por una dificultad médica de aceptar nuestros propios límites o frustraciones). Por ejemplo colocar en un paciente oncológico en fin de la vida una sonda de alimentación o una vía central; diferente sería por ejemplo en este mismo paciente, si se encuentre agitado y con dolor por un globo vesical, en ese caso si estaría indicada la colocación de una sonda vesical para aliviar un síntoma.

Aplicación de medidas de sostén vital, tratamientos invasivos, evaluaciones diagnósticas innecesarias, que además de prolongar la agonía o el dolor del paciente, generan una potenciación de la angustia familiar.

Utilización de procedimientos médicos para mantener con vida a la persona, lo cual sólo prolonga su agonía. Son acciones desproporcionadas a la situación.

Conjunto de actos médicos desproporcionados y/o extraordinarios frecuentemente originados en la omnipotencia médica sin tener en cuenta dignidad del paciente que permiten el bien morir.

Acciones médicas, en particular invasivas, aplicadas a pacientes en agonía con el objeto de retrasar el fallecimiento sin chances de curación o mejoría significativa, en general motivadas por soberbia profesional.

Implica no "ajustar" los medios diagnósticos y terapéuticos al objetivo buscado, utilizando métodos desproporcionados en relación al pronóstico del paciente.

Insistir en tratar pacientes sin ninguna posibilidad de mejoría.

La expresión "encarnizamiento terapéutico" es un oxímoron, ya que ningún encarnizamiento puede ser terapéutico. Se lo conoce como la aplicación indebida e inapropiada de medicamentos y/o procedimientos médicos que no tienen ningún tipo de finalidad terapéutica, y que en general, su propósito es la prolongación de la agonía de forma precaria, penosa y gravosa.

Encarnizamiento terapéutico es un término a mi gusto poco feliz, habla mal de los profesionales, los desprestigia. Mejor hablar de desproporción terapéutica. Es hacer prácticas fútiles. El concepto no es solo médico, puede ser social, moral; debo tener en cuenta la efectividad, la disponibilidad (por ejemplo no tener respirador). Deben tenerse en cuenta los costos y pensar como sociedad, ¿debo hacer TODO por el paciente?

Enfermedad terminal/limitante para la vida/avanzada (algunos encuestados establecieron diferencias entre terminal y avanzada)

Enfermedad que no responde a tratamientos dirigidos a la fisiopatología de la enfermedad, produciendo deterioro progresivo del estado general y limitación de la expectativa de vida.

Es aquella donde se hicieron todos los esfuerzos disponibles y razonables, que se conoce o se puede inferir con alta aproximación sobre su evolución natural y se conoce el desenlace, y que el mismo será en los próximos 6 meses (OMS).

Enfermedad que irreversiblemente llevará a la muerte de la persona en un período corto, y que no tiene posibilidad de recuperación con los tratamientos destinados para ese fin.

Terminal es aquella con diagnóstico y pronóstico definido y que conduce al deceso del paciente en tiempo variable y prolongando el sufrimiento. Puede haber diferencias respecto a la definición de avanzada, pues esta última puede ser detenida en algún estadio de su evolución.

Enfermedad que está en el periodo final de su curso, en la que se haga lo que se haga no se podrá modificar su final. Puede ser de días, meses e incluso años. Es importante que tengamos en cuenta que por más que no la podamos cambiar si podemos mejorar y acompañar su desenlace y probablemente esto sea mucho más importante. Enfermedad avanzada se refiere a enfermedad en etapas finales en las que la calidad de vida debería ser el principal objetivo de nuestros esfuerzos. Aunque probablemente esta deba ser la meta siempre.

Considero que es un paciente con una enfermedad que ya sabemos que no va a responder al tratamiento médico convencional, o un paciente con mala performance para recibir tratamiento.
Aquella para la cual no hay cura y que evoluciona paulatinamente a la muerte en un período determinado.
Enfermedad terminal es la que por su evolución tiene una expectativa de vida corta o muy corta. Enfermedad avanzada es aquella que la progresión del daño llega a su máxima expresión, lo que no significa terminalidad, ni agotadas las posibilidades terapéuticas (ejemplo: cáncer de tiroides con metástasis).
Enfermedad terminal son cuadros mórbidos con diagnóstico certificado y pronóstico ominoso a corto o mediano plazo, sin chances de intervenciones terapéuticas curativas. Enfermedad avanzada son procesos mórbidos, en general crónicos, en estadios tardíos con signo-sintomatología severa que afectan marcadamente la calidad de vida y habitualmente la independencia del paciente para las actividades de la vida diaria.
Una enfermedad es terminal o avanzada cuando la técnica médica ya no puede restituir la salud ni siquiera en forma parcial en un contexto donde el fin de la vida está cercano en el tiempo (sin precisar tiempos).
Enfermedad terminal es aquella que no tiene posibilidades de curarse ni de mejorar su calidad de vida con ninguna terapéutica. Enfermedad avanzada es la que no fue tratada en un principio pero que tiene posibilidades aún de lograr una mejoría clínica.
Enfermedad terminal es aquella en donde las expectativas de vida no superarían un período de pocas semanas o meses. Existe un nuevo enfoque epidemiológico que prioriza el concepto de Cronicidad Avanzada, que incluye a una gran cantidad de pacientes, no solo a aquellos aquejados de enfermedad oncológica terminal.
Enfermedad terminal (que no es lo mismo que avanzada) lo voy a definir con un ejemplo para hablar de diferentes etapas. Al momento del diagnóstico de cáncer de próstata con metástasis, es una enfermedad "sin retorno" pero aún le quedan 8 años. Lo trato y en general a los 6 años se terminan los recursos. Allí es "avanzado" pero no es "terminal". El "terminal" es cuando el organismo se deteriora y no hay respuesta a los tratamientos científicamente comprobados.

Los siguientes ejemplos relatados engloban todos los criterios de este ítem.

Un ejemplo es una paciente de 18 meses con padres adolescentes hermanos entre sí y un embarazo sin seguimiento, madre con un aborto espontáneo previo. El parto es complicado y el bebé nace con un síndrome neurológico que lleva a retardo mental severo. Se la estudia para diagnóstico genético pero se concluye como "malformación de novo". Se hace derivación ventrículo peritoneal, tiene varias intercurrencias e internaciones, a los 12 meses hace un paro cardíaco, y sale con ventilación no invasiva. El hospital donde se atiende no tiene una sala para esa situación, y se le arma una mini terapia intensiva para seguimiento. Los pediatras no se sienten capacitados para el seguimiento, los padres se asustan y dejan de concurrir al hospital. Los enfermeros adoptan una actitud más empática, a la paciente se la traqueostomiza y los enfermeros pueden sacarle la ventilación no invasiva. El servicio social se hace presente y contacta al juzgado, quien no da respuesta. Se hace consulta al comité de ética sobre qué hacer ante un eventual nuevo paro cardíaco y sobre quien recae la autonomía para directivas anticipadas. Se plantean dudas: ¿orden de no reanimar? ¿distanasia?, pero surgen dos problemas: no hay diagnóstico, y es menor. ¿Qué sostén hacer? ¿alimentar?

Se planteó un tratamiento con moral de mínimos y se lo diferenció del encarnizamiento terapéutico. Se discutió si solo hidratar pero se resolvió que no: se decidió alimentación y cuidados de la traqueostomía. Aún sin definición del juzgado, la paciente fallece. En este sentido se había discrepado con el último fallo de la Corte Suprema respecto a no alimentar. Desde el hospital se plantea la dignidad por sobre todo (muerte digna).

Una señora de 50 años, oriunda de Santiago del Estero, que vino a CABA para realizar tratamiento de cáncer de recto, que realizo radioterapia y quimioterapia con buena respuesta, a los seis meses recidiva locoregionalmente, con varias fístulas perineales, sin posibilidades de tratamiento oncoespecífico. Evoluciona con buen control de dolor con metadona, pero con deterioro progresivo, con ECOG 3. Siempre acompañada por su familia, principalmente por una hija, que era la principal cuidadora. En esta situación me plantea que quiere volver a Santiago del Estero, a su casa, a fallecer ahí. Así que hablamos con la familia, quienes la llevaron y su hija se queda con ella. La señora falleció en su casa, rodeada de sus familiares, sus vecinos. Esto me lo cuenta la hija telefónicamente, me dijo que el entierro fue "hermoso", incluso cantaron unos chicos del barrio que siempre cantaban con ella. La sensación fue que la hija y la familia vivieron la muerte de su mamá con cierta felicidad, a pesar de toda la angustia, porque pudo estar en su casa, con síntomas controlados y rodeada de todo lo que ella quería.

La muerte digna es la que yo quisiera para mí, atendido por un buen equipo de profesionales y personas, al lado de mis seres queridos, es una barbaridad separar al moribundo de sus más preciados afectos. Todo un tema sobre detenerse en los procedimientos terapéuticos, aquí nuevamente es muy sabio hablar con el médico de cabecera del paciente, con la familia para saber que hubiese querido el paciente que hiciéramos....no se arregla en una, sino en dos o tres charlas con la familia, con los integrantes del equipo....a veces es muy fácil, pero otras veces es muy difícil....creemos que todo responde a la Ley del Todo o Nada del potencial de acción, tienen asistolia, fibrilación ventricular o actividad eléctrica sin pulso pero en esto NO es así, existen grises, lo que a la mañana parce todo resuelto y arreglado, al mediodía el familiar cambia de opinión y hay que reveer todo otra vez, y es bueno que así sea, no sé qué rol juega el comité de bioética en estas situaciones ya que no dispongo de él en el hospital, pero con todo respeto en general ellos no están en la trinchera como todos nosotros, es muy fácil hablar en los congresos sobre estos temas cuando no se ve, me gustaría que alguien dijese
"Cómo hago lo que digo que hago".

- ¿Conoce la ley sobre derechos de pacientes? En caso que SI: ¿Cuál es su percepción sobre la ley de derechos de pacientes en relación a: impacto social, impacto en el equipo de salud en general y profesionales que asisten a pacientes terminales en particular? En caso que NO, se transcriben los conceptos básicos de dicha ley vinculados a este tema.

<u>Autonomía de la Voluntad</u>. El paciente tiene derecho a aceptar o rechazar determinadas terapias o procedimientos médicos o biológicos, con o sin expresión de causa, como así también a revocar posteriormente su manifestación de la voluntad. Los niños, niñas y adolescentes tienen derecho a intervenir en los términos de la Ley N° 26.061 a los fines de la toma de decisión sobre terapias o procedimientos médicos o biológicos que involucren su vida o salud.

<u>Directivas anticipadas:</u> Toda persona capaz mayor de edad puede disponer directivas anticipadas sobre su salud, pudiendo consentir o rechazar determinados tratamientos médicos, preventivos o paliativos, y decisiones relativas a su salud. Las directivas deberán ser aceptadas por el médico a cargo, salvo las que impliquen desarrollar prácticas eutanásicas, las que se tendrán como inexistentes.

Se transcriben las opiniones de los encuestados. Vale destacar que en su totalidad conocen la ley. En este ítem se trató de separar las opiniones por la principal actividad (asistencial u otra), siempre teniendo en cuenta la posibilidad de contaminación, dadas las múltiples experticias de los participantes.

<table>
<tr><td>

PALIATIVISTAS

- Es una ley redundante con el artículo 19 bis de la Constitución Nacional, pero que fue necesaria dado que hay derechos de los

</td></tr>
</table>

pacientes vulnerados con mucha frecuencia. El debate de esta ley previo a su sanción fue muy fructífero dado que la sociedad pudo discutir estos temas que no son parte de la vida cotidiana. Ese impacto social fue importante. Luego se diluyó, y si bien las directivas anticipadas son una herramienta importante, no reemplazan una adecuada relación médico-paciente que permita el respeto de los deseos del paciente. La escasa accesibilidad a los cuidados paliativos ha llevado a situaciones paradójicas donde las personas tienen directivas escritas pero no hay quien las pueda hacer cumplir (alivio de síntomas, no sufrir, adecuada sedación paliativa, etc.). Muchos médicos desconocen la ley y al verse en la situación de tener que asistir a un paciente que trae consigo un papel firmado por un escribano, por temor a consecuencias legales realizan las prácticas contrarias a lo expresado en las directivas. Me ha tocado ver esto en primera persona en una paciente con Esclerosis Lateral Amiotófica, más allá de los comentarios de otros colegas.

- Con respecto al impacto social, no creo que el mismo haya sido importante, por lo menos en mi experiencia en un hospital público, muy pocos pacientes o familiares me han preguntado por la misma. En general creo que no saben sobre la posibilidad de elegir ciertas cosas. En el equipo de salud, considero que sí saben de su existencia, pero no es una ley muy extendida, ni muy frecuentemente tenida en cuenta. Creo que la mayor dificultad del equipo de salud en general es respetar la autonomía del paciente, aceptar la negativa a recibir ciertos tratamientos. Desde la mirada de los cuidados paliativos, uno de nuestros pilares es la autonomía del paciente, y la toma de decisiones que pueda realizar con respecto al tratamiento. La cual debe ser conversada, siempre intentado asegurarnos de que comprenda la decisión que va a tomar y sus consecuencias.

ETICISTAS

- Desde lo <u>social</u>, se establece una ley nacional que sirve para homogeneizar puntos de vista que pudiesen derivar en conflictos. Su establecimiento motiva a la población a tomar un rol activo en las problemáticas que la ley trata. Respecto a la percepción del impacto social, la gente no se suele interiorizar de la ley, lo pueden ver como una conquista pero no profundizan en el tema. Terminan como cuestionamientos morales en base a un caso masivamente conocido. Desde el <u>equipo</u>, la formalización dentro de la ley contribuye a reforzar la seguridad y garantía que las normativas confieren para el ejercicio de las diferentes profesiones en salud. Sería una especie de protección desde el punto de vista jurídico. En el caso específico de profesiones que atienden urgencias, pacientes terminales o críticos, el impacto radica en generar lineamientos para la conducta y toma de decisiones. Respecto a la percepción del impacto en el médico, el mismo adhiere sin razonar, se basa en principios ideales de la tradición médica, pero no se ve reflejado en la práctica. Esto se complementa con la falta de respuesta en instituciones públicas para garantizar dichos derechos. Por ejemplo la burocracia para que a los pacientes les entreguen las historias clínicas, el hecho que tengan que abonar las fotocopias, etc. Respecto a las especialidades que atienden a pacientes terminales, los médicos intensivistas tienen más oportunidades de profundizar en los contenidos. Siempre se genera la duda: ¿se cumple la ley? versus ¿es lo mejor para el paciente? Se sigue pensando que es una materia pendiente. En el caso de la procuración de órganos, se ven operativos, pero no se ven los que no se denuncian.

- Todavía me sigo preguntando en qué cambia esta ley la práctica médica que existía previamente. La ley está supeditada a la ética, y esta incluyó siempre lo que la ley dijo después: ¿antes de la sanción de la ley no existía el derecho del paciente a la no aceptación de lo indicado por el médico? ¿El paciente no tenía derecho a expresar directivas anticipadas respecto a sus deseos y voluntad sobre su cuerpo y su salud? Por otra parte, no ignoro que debe existir un marco legal, pero me parece absurdo que muchos médicos sujeten su conducta a "lo legal", sin considerar la ética, fundamento de toda legalidad. Dudo que una ley –por lo menos esta ley- tenga gran impacto en la conducta médica, ni en general, ni sobre los pacientes terminales en particular. El marco cultural que vivimos –o padecemos-, signado por la conjugación permanente de la primera persona del singular, y donde no existe la primera del plural, implica una actitud individualista, centrada en sí mismo (las "selfies" son una buena metáfora de esto). La falta de reflexión sobre este marco cultural lleva a la naturalización de lo que es creación humana. Significa aceptar pasivamente un statu quo creado por quienes detentan el poder, y que la gran mayoría acepta pasivamente. Esto tiene mucha más influencia –en buena medida inconsciente- en la conducta médica. El Otro no existe. No hay ley que modifique esto.

- Aún no veo un impacto decisivo en el equipo de salud, considero que ello requiere tiempo, discusión y reflexión.

- La ley de ejercicio profesional clásica permite (a mi criterio) lo mismo que ahora, sin haber diferencias morales y legales. Debe considerarse el compromiso de cada profesional para interpretar las cosas. "Pareciera" que el equipo de salud tiene más seguridad con esta ley (pero para mí no hay diferencias). Las situaciones que se han mediatizado hicieron que se saque a la luz la ley de muerte digna, que nace por un impulso social, la sociedad no la conoce en general. Ante situaciones puntuales la recuerdan los medios, con grandes diferencias regionales: muy conocida en CABA, poco en algunas provincias. Entre el texto y el reglamento hay una pequeña diferencia, donde "se autoriza siempre que no impliquen prácticas eutanásicas". Esto se contrapone con aspectos como la supresión de alimento e hidratación, la cual puede formar parte de la eutanasia, dependiendo del contexto de terminalidad (¿una semana? ¿6 meses?). Por ejemplo un paciente que camina y no quiere comer y tiene diagnóstico de terminalidad, si está internado hay que alimentarlo, luego él decidirá que hace en la casa. Los cuidados paliativos impiden que se llegue a estas situaciones.

ONCOLOGÍA

- Creo que ha habido un cambio de consciencia del personal interviniente respecto de los derechos del paciente. Sin embargo, estos derechos no son conocidos ni respetados en su totalidad y tampoco manejados por el paciente y su familiar, y considero que las dificultades en la comunicación, por el tiempo que lleva y lo escaso de recursos diarios hace que no sean respetados íntegramente. Las condiciones laborales del médico interviniente y los recursos que se le brindan al paciente y familiares hacen que esto no se respete (el médico está mal pago, vive corriendo, no tiene un lugar para hablar de manera confidencial con familiares y pacientes , mala infraestructura, no cuenta con interdisciplinas que colaboren de manera continua, etc.).

TERAPIA INTENSIVA

- La ley le pone un marco jurídico a un vacío legal hasta su concepción y deriva de casos con fuerte impacto social evitando juicios de mala praxis para aquellos profesionales que determinaban alguna situación que podía ser luego "contrarrestada" legalmente por la familia. Aunque hasta el momento no han cambiado sustancialmente las conductas en la relación médico paciente (al menos en la terapia intensiva).

- Respecto a estos elementos de la autonomía de la voluntad y de directivas anticipadas, estoy plenamente de acuerdo con ellos. Sólo debería mencionar, que las ocasiones en la que me ha tocado conocer documentos de "directivas anticipadas", los mismos están redactados en forma muy genérica y no ayudan al médico a la toma de decisiones, en especial ante escenarios en que se requiere rapidez en las mismas. Frases como *"no quiero que se me efectúen medidas extraordinarias"*, *"que se me prolongue la vida si no hay posibilidades de recuperación"*, son esencialmente genéricas, ya que no reconocen la inexactitud con la que practicamos la medicina. ¿Qué es una medida extraordinaria hoy en medicina? ¿la ventilación mecánica, la hemodiálisis, un soporte vital extracorpóreo?. Todos sabemos que debidamente aplicados estos procedimientos se asocian a una supervivencia de al menos el 50% de los pacientes. Por supuesto que el paciente tiene derecho a negarse a este tipo de soportes, pero no bajo el precepto de "extraordinarios". Creo firmemente que el paciente debe expresar fehacientemente que no desea para con su persona: NO ventilación mecánica, NO hemodiálisis, NO RCP, NO soporte de oxigenación extracorpórea, NO cirugía, etc. Respecto al otro concepto muy habitual en las decisiones anticipadas "que se me prolongue la vida si no hay posibilidades de recuperación", nuevamente esto no reconoce la falta de certezas típicas de la medicina: diariamente nos enfrentamos a situaciones en que no conocemos con exactitud el devenir de un cuadro clínico aún ante los momentos previos a una muerte. Lamentablemente ningún score de gravedad permite facilitar esta aproximación y la toma de decisiones deviene de una multi-elaboración de datos médicos, historias de vida, evolución en el tiempo, etc.

- Creo que los pacientes no tienen suficiente información sobre sus derechos de Autonomía y de disponer de Directivas anticipadas, lo cual afecta también al equipo de salud y hay que empezar el tema desde el desconocimiento, incluso con profesionales que no asisten pacientes graves o terminales con lo cual el impacto social y general está limitado por la falta de conocimiento y difusión.

- Entiendo que tiene impacto social indiscutible aunque carece de una adecuada difusión no sólo entre los pacientes y sus familiares sino también entre el personal de salud. Los pacientes mayoritariamente carecen de conocimiento sobre sus derechos y el conocimiento de los profesionales sobre esto es al menos parcial.

- Creo que la ley debiera ser difundida mucho más. Nosotros los médicos somos soberbios, creemos que mandamos sobre todo y todos en general y en particular, me incluyo obviamente, debemos educarnos en esto permanentemente, ya que nos creemos infalibles y con toda la autoridad. Con mis pacientes en el consultorio es mucho más fácil, uno forma parte de la familia, uno conoce la historia, tomar un mate con la familia para hablar de lo que quieren hacer, sus sentimientos, sus angustias, sus miedos, temores, vergüenza, culpa es uno de los momentos que más útil me siento como médico, nos ponemos de acuerdo en lo que vamos hacer todos juntos con el paciente.

CLINICA MÉDICA

- Es difícil abordar estos temas sin considerar las diferentes visiones de los partícipes de la enfermedad. Las familias, los amigos, los médicos, enfermeros, etc. son actores implicados en estas acciones y muchas veces sus peticiones no son tomadas en cuenta. Es cierto que el principal actor es el paciente pero en sus decisiones se ven intervenidas las voluntades y sentimientos de todos. Los médicos y enfermeros, al creer que lo que está decidiendo es equivocado, los familiares al no compartir las decisiones del paciente o del médico exigiendo cosas que no son las que el paciente solicita, etc. Las decisiones anticipadas son una herramienta que podría ayudar a solucionar las diferentes expectativas. Sin embargo en el momento final es difícil que todos los que participan terminen aceptando lo que anteriormente se habló por lo que todavía hay mucho por mejorar.

- La ley de derechos del paciente reafirma no solo el concepto de autonomía de las personas brindado ya por nuestra constitución sino que obliga al sistema de salud (a través de sus efectores) a brindar al paciente (y su familia) toda la información necesaria sobre su estado de salud para que el paciente pueda decidir de la mejor manera. La información ofrecida debe ser veraz, completa y oportuna. El equipo de salud está obligado a respetar las decisiones de los pacientes por sobre las opiniones o valores que pudieran tener cada uno de los actores. La existencia de directivas anticipadas (escritas mejor, o verbalizadas sino) evita confusiones interpretativas sobre lo que el paciente "desearía" hacer en las circunstancias actuales.

- Los derechos de los pacientes parecen escritos por gente alejada de la medicina cotidiana. Es obvio que nadie le va a hacer a un paciente lo que no acepta hacerse. La medicina ha rotado su paternalismo, pero lo sigue siendo desde que el paciente no va a poder comprender al 100% lo que el médico le explica. Por lo que su decisión es intuitiva, tal como los médicos decidimos intuitivamente sobre una reforma edilicia. La decisión del paciente va a estar influenciada por el médico y depende de la honestidad e idoneidad del médico (la cual suelo poner en duda).

SALUD MENTAL

- En cuanto a la percepción sobre derechos del paciente y la ley, considero que en lo social el médico sigue teniendo un rol paternalista, socialmente todavía se cree que él es el mejor para tomar las decisiones por el paciente. Si bien se trata de que el paciente tenga un rol más activo y que tome sus decisionales, socialmente el proceso es muy lento. En cuanto al equipo de salud se puede observar diferencias entre los profesionales jóvenes y los más antiguos, los jóvenes tienen una posición menos paternalista con el paciente. En tanto los que trabajan con pacientes terminales, la ley y los derechos del paciente están más aceptados, los pacientes toman sus decisiones en conjuntos con ellos.

TRASPLANTE

- El desconocimiento de la Ley por parte del equipo de salud es el motivo de conflictos, malos entendido y disrupción de la relación médico-paciente. Con respecto a los menores de edad creo que acorde a su capacidad alcanzada es el derecho a decidir sobre su salud o al menos que su opinión cuente al momento de tomar decisiones.

- Mi opinión es favorable en general. En relación al impacto social creo que puede ser beneficioso que las personas conozcan que tienen derecho a decidir por sí mismas sobre estas situaciones y las empodera frente a modelos paternalistas clásicos en los cuales en general se deja afuera de las decisiones a los sujetos sobre los cuales se interviene. El saber que existe el derecho a participar de las decisiones permite exigir la información necesaria, estimula a pacientes y familiares a tratar de entender la situación y manifestar su opinión. En relación al equipo se salud creo que ayuda a los profesionales de salud en general a comprender que la asistencia es una tarea compartida y que es necesario que el paciente y/o su familia comprendan la situación mórbida y qué tratamientos y procedimientos se ofrecen, qué se puede esperar de ellos, etc., jerarquizando así en la relación profesional/paciente los aspectos tendientes a brindar información comprensible lo más objetiva posible sobre cada circunstancia. Me parece obvio que en el caso de quienes asisten a enfermos terminales la tarea debe incluir también la posibilidad de prácticas de eutanasia llegado el caso, generándose actualmente frustración y sensación de injusticia ante la posibilidad de no poder finalizar la tarea comenzada debido a prohibiciones legales.

EMERGENCIAS

- Creo que actualmente no tiene impacto social porque la sociedad en su mayoría desconoce estas leyes. Impacto en el equipo de salud en la emergencia: provoca temor, ya que en el área en la que trabajo se presentan situaciones complejas, ya que el profesional no conoce previamente al paciente y no sabe si lo que puede solicitar la familia es real o no. Para mayor claridad: cuando un médico llega, por ejemplo, a un domicilio y se encuentra con un paciente en paro cardiorespiratorio y su familia le plantea que no lo reanime, porque era la voluntad del paciente, el profesional no puede saber si esto era así o no y aún ante un papel firmado, no sabe si la firma es del paciente o no. Hay un vacío complejo al respecto, por el temor de realizar algo ilegal.

Se relatan casos a modo de ejemplo.

Un caso con un Testigo de Jehová (varón de 60 años) que tenía un cuadro de infección generalizada por pie diabético, que al ingreso firmó la negativa a la transfusión. Contaba con todo el soporte farmacológico provisto por la institución que los agrupa (eritropoyetina, vitamina B12, etc.). Los traumatólogos se negaron a operar con un hematocrito menor al 20% que tenía el paciente. El paciente aceptaba la cirugía pero no la transfusión. Se reitera la discusión con el equipo tratante y el paciente vuelve a negarse. Queda internado en terapia intensiva con las medidas habituales; la infección progresa y el paciente fallece. Si bien no hubo conflictos legales y se respetó la decisión del paciente, el diálogo entre el equipo de traumatología, el paciente y la familia fue mínimo a nulo.

La ley de muerte digna fue posterior a la ley de derechos del paciente. Hubo 3 casos paradigmáticos:

1. El del Garraham (atendido por el INCUCAI).
2. El caso "Diez" de Neuquén.
3. El caso del Hospital Español.

Uno de los actores participó en este último. Un bebé que nace con hipoxia, y se la intuba teniendo poca chance. Se la ventila hasta ver el estado real. Comprobada la futilidad los médicos no quisieron retirar el soporte aduciendo que era eutanasia (no tenía reflejos pero en el EEG tenía ondas, no había muerte encefálica). Estuve con la madre, hicimos juntos un curso de este tema. La madre y yo pedíamos retiro del soporte vital. La hija vivió 2 años.

EJE PREGUNTAS DE CONDUCTA

- Respecto al paciente con enfermedad terminal o avanzada:¿limitaría sus tratamientos? ¿piensa que puede haber influencia en los límites según diversas situaciones? (ej. Conflicto de intereses, creencias religiosas, otras).

Se transcriben las opiniones de los encuestados. La respuesta por el SI fue unánime, pero con diferentes matices según la especialidad.

<table>
<tr><td>

PALIATIVISTAS

- La adecuación (anteriormente limitación) del esfuerzo terapéutico es apropiada cuando las medidas terapéuticas carecerán de eficacia previsible y tengan posibilidad de generar sufrimiento en el paciente o vayan contra sus decisiones. Desde ya los conflictos de interés, las creencias religiosas, el status social del paciente, la situación de litigación actual o previa de la familia/paciente, generan influencia. De hecho en mi práctica diaria suelo considerar un grupo de riesgo para obstinación terapéutica a las personalidades (en nuestra jerga llamados "pacientes VIP") dado que suelen convivir muchos profesionales intervinientes, abundantes medios económicos y temor de los profesionales a ser mencionados públicamente como responsables del desenlace del paciente.

- Claramente creo que sí hay que limitar el esfuerzo terapéutico en ciertas situaciones clínicas. La mayor dificultad que a veces uno enfrenta en estos casos es la presión familiar, la negación, la dificultad de aceptación de la enfermedad y la imposibilidad de curación del paciente (principalmente jóvenes). También la resistencia de otros integrantes del equipo de salud, como por ejemplo oncología. Y las dificultades propias en tomar la decisión de frenar el esfuerzo terapéutico aunque sea desmedido, particularmente en mi caso y en general en mi equipo, siempre nos es más difícil con los pacientes jóvenes.

ETICISTAS

- Si limitaría. Hay influencia, sobre todo de las religiones. Lo legal hace que se actúe de más, aumentando las medidas.

</td></tr>
</table>

- Nunca limitaría el tratamiento. Sí lo adecuaría a las características de cada paciente. Pretender rescatar la vida biológica siempre, aún cuando estamos ante un moribundo, es una aberración. Sin embargo, es un hecho de comprobación diaria. Es complejo indagar en las múltiples causas que llevan a este tipo de actitudes. Desde inseguridad técnica o inexperiencia de los médicos tratantes, hasta el temor a " lo legal". Acá se da la paradoja –trágica- que se adopta un estilo de conducta "preventiva", aunque ella implique un mayor mal para el paciente, sus familiares, y todo el sistema de salud. De este modo, el médico viola permanentemente principios elementales de ética en función de estas y otras consideraciones injustificables.

- No realizo actividad asistencial, no soy médico, pero siempre recomiendo establecer procedimientos de adecuación terapéutica en dichos pacientes, también considero que hay distintos tipos de intereses que a veces pueden influenciar negativamente, en especial argumentos seudomorales y religiosos.

- Primero debe conocerse el objetivo de salud: diagnóstico, terapéutico, sostén vital. Luego de avanzar en dichos objetivos, se llega a un nodo donde debe redefinirse el objetivo (en base al pronóstico si se establece un diagnóstico, en base a la respuesta terapéutica, en base a la necesidad de seguir sosteniendo soporte vital, etc.). Allí discutir con pacientes y familias. Cuando el equipo quiere seguir y la familia no, se discute. Cuando el paciente quiere más de lo que ofrece el equipo, no se actúa, pues no se ofrece lo desproporcionado. Por lo general se hacen cosas de más, ya sea por pedido de la familia o por decisión del propio equipo. Respecto a potenciales conflictos de intereses, son mínimos. Puede haber faltantes por parte del sistema, puede haber conflictos entre la familia, puede haber diferentes capacidades de conocimiento de los pacientes, pero suelen ser pocos. Los casos paradigmáticos de cuestiones religiosas son dos: los Testigos de Jehová que requieren transfusiones y las embarazadas que desarrollan neoplasias. Los aspectos religiosos cada vez tienen menos peso en CABA, pero siguen siendo relevantes en algunas provincias.

ONCOLOGÍA

- Sí. Se deben evitar aquellas prácticas que son fútiles y que aumentan el sufrimiento del paciente (procedimientos invasivos, transfusiones de sangre innecesarias, etc.). Todo debe adecuarse a cada paciente y al respeto de su integridad (ej. Conflicto de intereses, creencias religiosas, otras).

TERAPIA INTENSIVA

- En referencia a pacientes "terminales" (no avanzados), los tratamientos deberían limitarse a cumplir con el objetivo de lograr muerte digna: calmar el dolor, reducir la disnea y quizás en algunos casos disminuir el sufrimiento a través de la sedación. Puede haber conflictos de intereses con creencias religiosas pero se debe actuar de acuerdo a sus propias convicciones, explicando que otros tratamientos solamente pueden prolongar la agonía del paciente terminal.

- Cuando se piensa en enfermedad avanzada ¿en qué se piensa? Una esclerosis lateral amiotrófica con tetraplejía, ¿qué duda cabe que es una enfermedad avanzada?, ¿podemos nosotros evitar el soporte ventilatorio si un paciente consciente quiere continuar con sus cuidados médicos, como por ejemplo someterse a una traqueostomía? Así podría dar cientos de ejemplos. Si creo necesario limitar actitudes terapéuticas de soporte vital avanzado en pacientes con deterioro cognitivo marcado, sin posibilidades de recuperación, en donde el soporte vital avanzado derivado de una situación crítica sólo redundará en empeoramiento de esa situación neurológica declinante. También en pacientes oncológicos en que las posibilidades de tratamientos para su enfermedad son nulas.

- Sí, limitaría sus tratamientos si hay directivas anticipadas habiendo acuerdo del paciente y/o sus familiares. El conflicto de intereses o las creencias religiosas no deberían modificar la autonomía de voluntad o las directivas anticipadas pero siempre tienen igual influencia en las decisiones del paciente, los familiares y en ocasiones de los profesionales, sobre todo cuando actúan en forma autónoma o individual.

- Sí limitaría los tratamientos en acuerdo con el paciente o sus representantes. Existen conflictos de interés que deben ser detectados para no equivocar las conductas o las propuestas del equipo de salud.

- Si hay límites que pone el paciente o la familia debemos respetarlos, siempre. Es tan difícil decir "terminal o avanzada", a menudo nos llevamos sorpresas con los pacientes, "el terminal volvió a flotar en el agua y el nadador se hundió en el agua". La charla, la escucha permanente es la clave en todo esto, el tema es el tiempo y si queremos comprometernos o no, allí reside la clave.

CLINICA MÉDICA

- Considero que limitaría mis acciones si en conjunto pudiéramos acordar lo mejor para el paciente. Muchas veces nuestras decisiones se ven limitadas por las exigencias principalmente de los familiares que no logran entender la situación actual pero también hay situaciones en las que el personal de salud es quien no comprende lo que está ocurriendo. Además considero que hay muy variados intereses puestos en juego en cada situación, y en muchas oportunidades no por todos conocidas. Sería de mucha utilidad poder anticipar y acordar antes del momento final muchos de estos problemas aunque en la práctica esto no es tan frecuente. Si pudiéramos crear el espacio propicio para estas decisiones con el paciente y familia, estaríamos en condiciones de hacer lo mejor y en los casos que se requieran, limitar las acciones sin que esto signifique algo negativo para nadie.

- Si, por supuesto. Hay una limitación que está impuesta en esencia por la situación de terminalidad. Es decir hay tratamientos que no se le pueden ofrecer a un paciente terminal porque entraríamos en encarnizamiento terapéutico y hay otros en los que es necesario conversar con el paciente o su familia. Ejemplos de estos últimos serían las transfusiones, el uso de antibióticos, la nutrición. ¿puede haber influencia en los límites según diversas situaciones? (ej. Conflicto de intereses, creencias religiosas, otras). Sí claro, el médico debe estar atento a la existencia de conflicto de intereses dentro del seno familiar. Muchas veces son sutiles. El médico debe reconocerlos. También puede existir conflicto de intereses en el ámbito profesional, por ejemplo con profesionales que prescriben terceras líneas de quimioterapia en pacientes terminales. Sabemos que algunos profesionales viajan o reciben directamente prebendas de la industria farmacéutica y esto debe ser detectado por el equipo de salud para poder iniciar algún tipo de acción sobre ese conflicto. La existencia de valores religiosos también marca límites a la terapéutica: el mejor ejemplo son los testigos de Jehová. Estos valores deben ser respetados dentro de la autonomía de los pacientes. En el caso de menores o discapacitados muchas veces es necesaria la intervención judicial para que se proteja la vida de esta persona, que también debe regirse con el principio de autonomía. Los valores religiosos no pueden transferirse por simple filiación.

- Es imposible separar al paciente de su marco (familiar, religioso, social). Hoy todos opinamos de todo, y la medicina no es una excepción. El logro del médico es hacer coincidir en la mirada de los actores que el paciente es el más importante. El obstáculo más frecuente en la decisión de limitar es la familia del paciente. Allí, surgen las diferencias aún con el mismo paciente, que entregado a sus escasas energías, hasta suele decir "hagan lo que les parezca..." sin saber quién va a decidir (los médicos, la familia).

SALUD MENTAL

- Considero que los tratamientos deben ser los necesarios para que el paciente tenga buena calidad de vida, limitaría lo desproporcionado. Según las situaciones puede haber influencia en los límites; las creencias de los profesionales como las del paciente influyen al momento de tomar decisiones.

TRASPLANTE

- En el caso que la enfermedad llevara irremediablemente a la muerte en corto plazo buscaría el mejor tratamiento paliativo, ofrecería asistencia psicológica y eventualmente espiritual en acuerdo con el paciente, si tiene alteración de la conciencia limitaría toda terapéutica no paliativa.

- En pacientes con enfermedades terminales trataría de instrumentar cuidados paliativos integrales limitando las intervenciones terapéuticas fútiles, siempre con información y acuerdo del paciente y su familia. Sin duda se van a plantear conflictos de intereses que creo deberían ser resueltos pensando sólo en el paciente, con una actitud compasiva y contenedora, sin contaminación con la ideología y creencias religiosas de quienes debamos actuar y compartir la toma de decisiones con los familiares o allegados del paciente.

EMERGENCIAS

- Si, según cada caso en particular, aquellos que considere con criterios adecuados, limitaría los esfuerzos terapéuticos, los cuales no están relacionados con creencias religiosas ni con conflictos de interés.

- Sí, limitaría el tratamiento a aquellos que le brindaran mejor calidad de vida. Puede haber límites según la opinión del paciente y por supuesto, por sus creencias. Hay religiones que no permiten por ejemplo transfusiones, aún en situaciones no terminales y deben ser respetadas. Agregaría en este caso, que el profesional tiene derecho a negarse a tratar a un paciente que no acepta su plan terapéutico.

- ¿Cuáles han sido sus conductas al enfrentarse a situaciones del fin de la vida en algún momento de su vida profesional? ¿Actuó siempre de la misma manera? Relate ejemplos paradigmáticos.

PALIATIVISTAS

- El abordaje general es establecer comunicación efectiva con paciente y familia para que todos puedan participar en el proceso de toma de decisiones. Así es posible que el paciente decida en base a información certera y pueda ser protagonista del final de su vida. Siempre que se pueda se intenta favorecer el fallecimiento en el domicilio, excepto deseo contrario del paciente o limitación en la asistencia. Sin embargo la presencia de un cerco de silencio, trastorno de adaptación, y situaciones mencionadas en el punto anterior, llevan a modificar las conductas. Como ejemplo paradójico puedo mencionar que una paciente de 56 años, enfermera, con broncomalasia, EPOC, obesa mórbida, diabetes tipo 2 insulino-requiriente, sarcopénica, dos internaciones recientes por complicaciones respiratorias, parapléjica por una espondilodiscitis, con nivel sensitivo en D7-8, comenzó a presentar deterioro franco de su estado general, falta de respuesta al tratamiento antibiótico y falla respiratoria con requerimiento de oxígeno a alto flujo. Como síntomas principales presentaba dolor de difícil manejo y disnea severa. Se le planteó la posibilidad de reanimación o no luego de una extensa charla junto con su familia, y la paciente pidió ser reanimada. Esto fue así a pesar de saber que con su antecedente de broncomalasia sería prácticamente imposible una extubación en caso de requerir ventilación mecánica. La paciente presentó finalmente paro cardiorrespiratorio 72 hs después, y su hijo que se hallaba presente expresó que la paciente, unas horas antes, había vuelto a mencionar su deseo de ser reanimada si "hacía un paro". Dado este pedido se realizó RCP con intervención del equipo de cuidados paliativos, a pesar de considerarse una medida fútil y que, en caso de ser efectiva habría dejado a la paciente en una condición de secuela severa, con pronóstico de vida limitado. Durante el procedimiento se contuvo a su familia y se fueron explicando los pasos que se siguieron. Finalmente luego de 45 minutos sin respuesta se suspendió la RCP.

- En cuidados paliativos siempre nos enfrentamos al final de la vida, y las situaciones más difíciles son cuando el paciente y la familia demandan tratamiento, y no se puede hacer, siempre más difícil en pacientes jóvenes. Ejemplos:
✓ Un paciente de 45 años, con cáncer de colon, ya fuera de tratamiento, ECOG 3, vivía con su mamá, su hermana, y una hija de diez años con la cual tenía mala relación. El seguimiento de este paciente siempre fue difícil, porque ninguno de los tratamientos que le ofrecíamos desde cuidados paliativos eran suficientes, permanentemente demandaba estudios, quimioterapia (él y su familia), los cuales no estaban indicados. Siempre enojado hacia nosotros, con mal seguimiento por consultorio, con múltiples consultas por guardia por suboclusiòn intestinal. Fue un paciente muy difícil de seguir, que en general agota al equipo, por lo que nos rotamos en su atención. Finalmente se internó, pudimos logar que vea a su hija. Incluso desde la internación, ya en fin de la vida solicitaba estudios y tratamiento, y nunca aceptó ir al centro de cuidados paliativos.
✓ Un paciente de 36 años con cáncer de colon, estadio 4, con mala respuesta a la quimioterapia, que también nos generó mucha angustia en el servicio. Falleció en su domicilio, al cual íbamos de a dos por la dificultad que nos generaba la consulta, la última visita al domicilio fue 48 horas previas a su muerte, con un ECOG 4, con delirium, a pesar de todo esto nos seguía pidiendo tratamiento. Es muy difícil en estos casos que acepten la enfermedad y la muerte.

✓ Un paciente de 30 años, con un linfoma de varios años de evolución, siempre con mala adherencia al tratamiento, con múltiples internaciones por neutropenia febril. En una de ellas, con neutropenia febril y plaquetopenia severa sin respuesta a transfusión de plaquetas, nos llaman para consulta desde clínica, porque el paciente no quería realizar más tratamiento. Fue una entrevista muy difícil, un paciente enojado con todo, no aceptaba la vía central, pero demandaba tratamiento antibiótico. No tenía vía periférica, era dependiente de oxígeno, ECOG 4. Hematología en este contexto no podía ofrecerle tratamiento. Hicimos una reunión familiar con su padre y hermana, ya que el paciente se quería ir a la casa, sin oxígeno, sin silla de ruedas, etc. Es decir no estaban las condiciones para un cuidado de fin de la vida en la casa (en una charla extensa con el paciente, había aceptado que intenten una vía periférica para antibióticos). Al día siguiente se va de alta voluntaria, retorna en 48 horas a la guardia, donde fallece. Fue este es claramente un caso donde los cuidados paliativos no pudimos ayudar al paciente ni a su familiar.

ETICISTAS

- Respondo como neurocirujano: al principio en la post residencia pequé de encarnizamiento terapéutico, operando pacientes que hoy no intervendría (por lo cual lo considero parte del proceso de aprendizaje), en la frontera donde los principios son muy difíciles de aplicar, por ejemplo cuestiones relacionadas a la dignidad de la persona. Un ejemplo: hace unos años, ante un intento de suicidio por herida de arma de fuego, un paciente tenía lesión temporal derecha, con indicación de intervención neuroquirúrgica; en el momento previo al quirófano se produce un deterioro con mínima respuesta neurológica, lo cual transformaba en fútil al procedimiento, pero igual el mismo se realizó. En la actualidad, se volvería con el paciente a la guardia y se explicaría la situación a la familia. La muerte se produjo a las 48 horas en terapia intensiva, con el paciente sedado y ventilado mecánicamente. Otro ejemplo opuesto: un caso con herida por arma de fuego con anisocoria que se iba a operar, hace midriasis bilateral y se suspende la cirugía, siendo donante a los 5 días. En pacientes con un score de Glasgow 3/15 (coma profundo) sin respuesta ocular, con evidencia de deterioro clínico, con un score de Marshall 4, y edema difuso en la tomografía cerebral, donde la lesión es inespecífica, hay consenso entre neurocirujanos de no intervenir. El entrevistado reconoce un sesgo personal (basado en una mínima experiencia y en convicción propia), si se trata de niños menores de 5 años, realiza la intervención, sobre la base que hasta los 5 años una parte del encéfalo puede recuperarse (refiriendo aspectos vinculados a la maduración neurológica y la plasticidad del sistema nervioso central), aún admitiendo que lo máximo que pueda lograr es un estado vegetativo persistente, hecho que le comunica a la familia antes de la intervención. Piensa que es darle una oportunidad más a un menor.

- Respondo como ex intensivista: en el principio de mi carrera -sobre todo durante la residencia médica- recibí el correspondiente adoctrinamiento, de modo que me aboqué a poner en práctica las enseñanzas que me llegaban, explícitamente o por medio del "curriculum oculto" (lo que el médico muestra u omite en función de su trabajo asistencial y docente, sin explicitaciones). Con el tiempo, fui cambiando muchas de estas actitudes (por ej., de reanimar sistemáticamente los paros cardíacos, hasta llegar a limitarme a proceder activamente en una minoría de los mismos). Un hecho frecuente: estando de guardia en Terapia Intensiva, un residente de Clínica Médica –generalmente en horas de la madrugada- consulta porque tiene un paciente terminal internado en la sala con grave dificultad respiratoria. Pide pase a Terapia Intensiva o asesoramiento. Luego de ver al paciente, indiqué morfina endovenosa, en la dosis mínima necesaria para abolir la disnea, explicando el significado del principio de doble efecto. Buscando el acuerdo del paciente –o generalmente del familiar, dada la situación crítica del primero-, y anotando en la historia clínica todos los detalles del caso. Es de remarcar que esta situación muchas veces es previsible, pero no suelen quedar al residente de guardia las instrucciones del caso.

- Respondo como cirujano urólogo: actué siempre de la misma manera, a medida que avanzó el tiempo incorporé conocimientos teóricos a mi accionar. Ejemplo 1: Un cáncer de próstata con metástasis (incurable de entrada) que acompañé durante 9 años. Hizo metástasis pulmonares, fractura de columna, siguió en su casa. En una oportunidad se interna por sangrado de vías aéreas superiores que requirió paliación sedativa por dificultad respiratoria. Ejemplo 2: Paciente obesa en postoperatorio de tumor renal que estuvo 2 meses en terapia intensiva, infectada y finalmente fallece (en coma y con respirador). Tuvo varias operaciones en la misma internación, inclusive se le llevó al Muñiz a cámara hiperbárica, me trasladé al Muñiz para operarla allá. Luego de 7 operaciones decidí no avanzar más.

- En mi vida profesional he acompañado a cientos de personas en sus decisiones en los finales de la vida. El ejemplo más paradigmático ha sido acompañar y asesorar a la familia de Marcelo Diez, en su lucha por morir con dignidad en toda la sustanciación de la causa judicial, hasta la obtención del fallo de la Corte Suprema de Justicia de la Nación.

ONCOLOGÍA

- No y por varios motivos. En general ingresar a un paciente a cuidados paliativos es difícil y los cuidados paliativos requieren un tiempo de instauración. Contamos con un único médico paliativista en el hospital que no cobra por serlo (como en muchos lugares). Debería haber un consenso entre médicos para indicar cuidados paliativos, por otro lado la infraestructura hace que muchas veces no le puedas dar los recursos necesarios (falta de camas para internar a pacientes no recuperables, la morfina no se la autorizan a cualquier médico, etc.). La instauración de cuidados paliativos requiere tiempo y seguimiento continuo. Creo que una gran cantidad de pacientes no tienen un buen morir, porque a los médicos nos entrenaron para salvar vidas y no para acompañarlas en el proceso de muerte y porque los recursos no están destinados ni pensados para los cuidados paliativos. Ejemplos:
✓ En una guardia estaba internada una paciente con cáncer de ovario metastásico que no estaba informada de lo avanzado de su enfermedad (ni ella ni su familia) y seguramente no pasaría la noche. Estaba con indicaciones médicas fútiles, analgesia inadecuada y quería ser bautizada por la iglesia católica. Traté de informar la situación a la familia -lo cual generó que en el transcurso de 2 horas la visitaran 25 personas-,(que tampoco creo haya sido bueno) traté de modificar las indicaciones según lo que a mi parecer era adecuado y busqué al capellán para que la bautizara. Falleció esa misma noche.
✓ Un paciente que tenía un cáncer de pulmón avanzado, no tenía familiares, ya había ingresado a cuidados paliativos pero tenía excesiva astenia y no tenía quien lo asista. Trate de que se internara y de que interviniera asistencia social pero no pude conseguir cama ni

intervención. Nunca más lo vi, ni logré comunicarme.

✓ Paciente internada por un sarcoma en miembros inferiores, con amputación de ambos miembros, con altos requerimientos de morfina, malos accesos venosos. En un día intentaron recolocarle la vía 8 veces. No se logró conseguir metadona y la morfina vía oral tardaban 8 horas en prepararla. Subcutánea no hacía buen efecto porque estaba con anasarca. La paciente estaba internada en cama de cirugía pero pertenecía a servicio de clínica (100 metros de distancia entre servicios). Murió con dolor.

TERAPIA INTENSIVA

- Dado que muchas veces los pacientes llegan en estado relativamente terminal, he practicado abstención y retiro en más de una oportunidad. La abstención ha sido: no dando nuevos antibióticos, ni vasopresores, ni alimentación enteral, ni colocación en ventilación mecánica. El retiro habitual que he hecho es el de vasopresores. No actúo siempre igual, depende del conocimiento previo que tenga del paciente. A veces por desconocerlo, coloco en ventilación mecánica y luego es probable que me arrepienta al conocer su historial, pero ya es tarde, no practico el retiro del respirador.

- Siempre traté de respetar el consenso entre el equipo de salud y con el correr de los años comprendí que nunca hay que tomar posturas para la toma de decisiones que estén fundamentadas en creencias o puntos de vista propios, en fundamentaciones basadas en la "calidad de vida" desde nuestro propio eje. Mi mentor, a quien asistí en su larga enfermedad, me enseño a comprender que el concepto de calidad de vida es una percepción personal, que es vivida en forma personalísima y por tanto que debe ser respetada.

- Siempre traté de mantener mi conducta ajustada a la ley y nunca efectué un acto de eutanasia, sí limité tratamientos de acuerdo a la voluntad de los pacientes y/o familiares y en algunos casos se generaron conflictos y largas conversaciones cuando los pacientes o los familiares pertenecían al equipo de salud. En un caso los hijos de una paciente, uno de ellos colega, que a mi entender aún no se podía considerar que fuera terminal a pesar de su edad avanzada, me pedían que realizará un acto de eutanasia teniendo que explicarle en reiteradas oportunidades que este tipo de acciones no estaban contempladas por la ley, finalmente establecimos claramente cuáles serían los límites al tratamiento; la paciente falleció a los 10 días. En otro caso tuve la experiencia contraria, un médico paciente terminal por un cáncer de colon avanzado ya sin posibilidades terapéuticas, su hija también profesional me presionaba con obstinación para que lo reinternara en Terapia Intensiva y no dejara de hacer ningún tratamiento aunque fuera lo más parecido al encarnizamiento terapéutico. Ante mi negativa se ofendió mucho conmigo, pero años después entendió la situación.

- Intento como decía Paco Maglio, practicar el "escuchatorio" para conocer deseos, contexto cultural y conflictos interfamiliares. Viví la época en la que no se respetaba la voluntad de los testigos de Jehová, transfundiéndolos "a escondidas", aprendí que no debe existir el encarnizamiento informativo. El paciente debe saber que le pasa y que vamos a hacer con su dolencia pero que también algunos pacientes subrogan el derecho a saber en algún familiar. Aprendí también el significado de la "atención centrada en el paciente y su familia" que no significa servilismo ni un menú "a la carta" sino el esfuerzo por entender lo que le pasa al que sufre (empatía).

- Creo que existe un mapa de ruta que uno sigue habitualmente, pero cada caso es particular, con los pacientes, todos internados en las terapias intensivas, insisto en que acompañemos a esos padres que están despidiendo a su hijo moribundo, abrazarlos, acercarse lo más que se pueda a ellos, el estar en esos momentos, a pesar del costo emocional para nosotros, creo yo es el único camino. No es lo mismo en la casa del paciente, en que uno ya se vió a los ojos en otras oportunidades y quedo claro que vamos a caminar juntos ese camino cuando quiera aparecer. Uno habla de la muerte sin nombrarla, "mira gaucho contá conmigo, cuando te haga falta me haces llamar" dicho delante de la familia, siempre mirando a los ojos y tocando al paciente, es muy costoso desde lo emocional pero da enorme satisfacciones. Las charlas con pacientes moribundos en sus camas, tomando mate, whisky son inolvidables o ahora con la marihuana, en algunos casos la uso y hasta ahora va fenómeno. Es que cada uno quiere saber hasta dónde quiere, algunos nada, otros todo, otros a medias y ojo cambia de un día para otro lo que quiere saber de su enfermedad y de su muerte. La presencia, el estar y el tocar, el escuchar más que hablar nos empodera más que cualquier título o cargo de jefe o profesor.

- Durante mi actuar médico las respuestas fueron totalmente diferentes quizás por madurez y formación personal, quizás por decisiones de los pacientes o quizás por ambas. En los últimos tiempos asistí a dos pacientes que manifestaron decisiones anticipadas, uno con un tumor de colon conocido y avanzado que a través de la misma manifestó su decisión de no ser invadido en su final de vida y designó a un interlocutor que terminó decidiendo su última atención. Y otra paciente que no se conocía enferma y que en la internación se diagnostica un tumor de mama avanzado y en el mismo momento confeccionó una nota con directivas anticipadas donde ponía en claro sus peticiones y que terminó egresando con la decisión de continuar tratamientos. Por otro lado me tocó asistir a una paciente demente de 92 años en los que el encarnizamiento terapéutico al que nos exigieron sus familiares hicieron que se generara un ambiente tan hostil que tuve que desistir y trasladar su atención a otro profesional.

- Son siempre situaciones complejas. Hay dos factores que influyen sobremanera en la facilidad o dificultad del camino a recorrer: la familia y el equipo de salud acompañante. La primera puede ser facilitadora de la toma de decisiones o en el otro extremo puede volver este proceso un calvario para el paciente y el equipo de salud. Una familia continente, que no tiene conflictos con el paciente por morir, que tiene claro la futilidad de ciertas acciones, que soporta la idea de muerte en el seno familiar es la mejor aliada en estas decisiones. Por otro lado un equipo de salud capacitado y entrenado en estos conflictos es fundamental. Me ha tocado numerosa cantidad de veces enfrentar estos procesos. Nunca uno actúa de la misma manera. Las circunstancias son siempre distintas. Ejemplos de familias que de tan agradecidas me han pedido ir al velatorio del paciente simplemente para que todo el grupo familiar pudiera agradecerme lo hecho. Otro caso (opuesto) en el cual han iniciado acciones legales contra los profesionales intervinientes porque a un paciente terminal en el cual la familia pedía "hagan todo lo que hay que hacer para mantenerlo vivo e INTENTAR salvarlo" se le había administrado midazolam para intubarlo y ventilarlo y eso le deprimía el sensorio: "lo quieren matar" nos acusaban. Esto me obligó a pasar la noche en una comisaría sentado en la sala de espera junto a mi abogado y enfrente de la familia que nos había demandado. Otro caso sucedió cuando hubo que limitar la amputación de un brazo de un paciente joven que estaba con un estado de vigilia mínimo post paro cardíaco: nos reunimos todo el equipo tratante (médicos, enfermeros, kinesiólogos) y decidimos darle a la familia nuestra opinión y sugerencia de NO amputar, retirar antibióticos y dejar morir. La familia aceptó y agradeció. El paciente falleció en paz a las 36 horas.

- Cuando entiendo que ya es tiempo de fin de vida, suelo ser muy honesto y respetuoso. Ha sido mi mejor manera de encararlo. Pero he fracasado varias veces, y lo más común es que cambien de médico buscando soluciones. Recuerdo un paciente terminal que su familia pidió el traslado para llevarlo a terapia intensiva para ventilar, o bajar a radioterapia a una señora en coma y en gasping, porque la familia no aceptaba la limitación del tratamiento. Pero lo más grave fue en una señora sedada con opiáceos por disnea con cáncer de pulmón desde hacía 3 años, a las 03.00 horas llegó una escribana con las hermanas de la paciente exigiendo que se la despierte denunciando al grupo médico por eutanasia. Se le quitó transitoriamente el goteo y a la mañana siguiente, nos enteramos que se le había hecho firmar una cesión de inmuebles en ese estado. La otra parte de su familia denunció penalmente esa cesión y el residente de guardia fue imputado en el juicio por ambas partes. Como jefe de Servicio, conseguí desinvolucrarlo, pero me llevó 3 años de concurrir a Tribunales para que el juez comprendiera lo ocurrido.

SALUD MENTAL

- Como profesional no médico, el encuentro con la muerte de un paciente implica haber atravesado un proceso junto al mismo en el cual se lo acompañó al cierre de situaciones. Muchas veces actué como medio para que se escuchara al paciente, otras como bisagra entre el paciente y la familia.

TRASPLANTE

- Tengo casi 40 años de profesión y mi percepción de la terminalidad de un paciente fue cambiando y evolucionando hacia conductas más maduras, despojadas de la soberbia de la juventud que no admitía que algunos pacientes irremediablemente iban a morir y seguramente en más de una oportunidad caí en el encarnizamiento terapéutico. Los años, la experiencia, la lectura, hicieron que vaya modificando mi conducta y comprendí que algunos pacientes morirían a pesar de la ciencia y mi ímpetu por salvarlos y en estos casos comprendí que si bien no iba a curarlos, los podía acompañar para que puedan tener una muerte digna y con el menor sufrimiento posible.

- Inicialmente tenía muchas dudas e incertidumbres al respecto, creía que la asistencia debía continuar indefinidamente y la muerte debía retrasarse todo lo posible, pero en poco tiempo en la práctica hospitalaria tuve la convicción interna que hacía cosas inútiles basadas en posturas algo hipócritas en relación a la imagen que creía debía trasmitir a los demás. En esa época dejaba de sostener activamente a los pacientes que agonizaban pero sin hablar y transparentar la situación ni con mis compañeros de trabajo ni con las familias de los pacientes. Con el tiempo y la experiencia, actualmente en tales situaciones, habitualmente hablamos abiertamente entre los médicos asistentes del paciente y en general informo a la familia y escucho su opinión para decidir la conducta a seguir. Por lo común se decide evitar el encarnizamiento terapéutico y esperar la muerte pacientemente.

EMERGENCIAS

- Un ejemplo muy frecuente en el Servicio de Emergencias, es el ingreso en un paciente con deterioro vital que requiere la intervención rápida invasiva (intubación endotraqueal, utilización de ventilación mecánica), y debemos en pocos minutos con el antecedente de enfermedad oncológica, definir si se encuentra en estado terminal, paliativo, o con tratamiento de segunda o tercera línea quimioterápico.

- No actué siempre de la misma manera. La primera situación a la que me enfrenté fue durante la residencia, que un paciente con cáncer terminal de pulmón, oxígeno dependiente y con severa dificultad respiratoria me solicitó que finalizara con su sufrimiento. Al plantearlo a mi jefe de residentes y al jefe de servicio me dieron la orden que no tomara ninguna conducta. En mi trabajo en la emergentología en muchas oportunidades indiqué morfina a altas dosis a pedido de los pacientes, y siempre luego de constatar que eran terminales.

EJE DOCENCIA E INVESTIGACIÓN

- ¿Considera que el abordaje de la bioética en general y de la muerte y
  otros aspectos vinculados a la misma en particular, están bien abordados
  en los estudios de grado en profesionales de ciencias de la salud? ¿y en
  las prácticas de posgrado?

La mayoría responde que no está bien abordado, con matices.

Está bien abordada en GRADO:
- Hay nuevos escenarios que se van creando, ej. Universidad de
  Buenos Aires (UBA) y Universidad nacional de La Matanza
  (UNLaM).
- El abordaje en grado NO ES ADECUADO (pero Si en la
  Universidad Católica Argentina –UCA-). Pero cuando van al
  posgrado, "el sistema se los come".

No está bien abordada en GRADO.
- En UBA, en las materias bioética 1 y 2 a los estudiantes se les
  enseñan los principios de la bioética y no mucho más. En general, no
  se les enseña a comunicar malas noticias, a informar, manejo del
  dolor ni de síntomas.
- El abordaje docente de la bioética en grado es heterogéneo, pero el
  abordaje de la muerte es mínimo. Cuando se les enseña el tema a los
  recién graduados, lo miran con asombro.

- Una de las principales fallas en nuestra formación médica es la falta de abordaje integral de esta problemática.

- Creo que se comenzó a tener más conciencia de la necesidad de abordar estos temas a partir de la creación de los Cuidados Críticos y los Comités de Bioética pero no creo que en los estudios de grado aún estén abordados con el mismo nivel de dedicación y profundidad que los temas considerados tradicionales de estudio.

- En las prácticas de grado son muy escuetos así que considero que deberían ampliarse y trabajarse más.

- Considero insuficiente, casi ausente, la formación de los profesionales de la salud en bioética en general y en los temas de final de la vida en particular. En los cursos de grado muy pocas universidades tienen a la Bioética como materia o tratada en forma transversal en las materias básica de las unidades hospitalarias.

- No, creo que no están lo suficientemente desarrolladas y la exigencia sobre el conocimiento de estos temas en las carreras de grado relacionadas con la salud es inferior al deseado.

- Creo que la enseñanza de la Bioética en los estudiantes de medicina (hablo de la experiencia en la UBA) repite de manera poco creativa los criterios clásicos de Childress y Beauchamp. No parece haber intención de incursionar en una Bioética crítica, con lo cual quedan automáticamente convalidados los criterios que fueron establecidos por autores de otros países, de otro momento histórico, que hablan otro idioma y que tienen una tradición cultural completamente diferente a la nuestra.

- Me parecen insuficientes si lo evalúo desde lo que observo en la práctica cotidiana, aún así, hay avances y un mayor conocimiento.

- La formación en Bioética en pregrado en ciencias de la salud es pésima.

- Nadie se ocupa de enseñarlo formalmente. Los alumnos discuten estos temas con sus docentes en los prácticos pero sin contenido teórico.

Está bien abordada en POSGRADO.

- Creo que se ha mejorado, pero aún falta mucho por hacer no sólo en la formación profesional sino además en la comprensión en la comunidad.

- En los posgrados depende de donde se realicen, hay algunos que no son objetivos.

- En el posgrado hay una variada oferta para formarse en bioética y son requeridas cada vez con más frecuencia por los profesionales de la salud.

- En las prácticas de posgrado creo que depende de las motivaciones e interés de cada profesional, hay me parece, buena oferta de formación y formación en la materia.

- En tantos años de práctica médica veo una importante mejoría en estos aspectos.

No está bien abordada en POSGRADO.

- Hay algunos muy dirigidos (UCA) pues no convocan profesionales de otras vertientes.

- Salvo que sea de interés por el propio médico y se forme en cuidados paliativos y manejo del dolor.

- Se pasa rápidamente de lo bioético a lo legal y la responsabilidad profesional. Esto quita flexibilidad y posibilidad de diálogo con los pacientes y sus familias.

- En el posgrado hay gran desconocimiento del tema y los médicos se encuentran mal preparados para estas situaciones. La mayoría de los profesionales (en general de especialidades quirúrgicas) ven solo el aspecto biológico.

- En el posgrado aumenta la información y la exposición a este tipo de acciones pero sigue siendo insuficiente. Los médicos recién recibidos no tenemos las herramientas suficientes y cuando ya desarrollamos nuestra actividad nos gusta mucho más la posibilidad de curar que la de acompañar; por lo que recién luego de unos años de realizar nuestra actividad y de habernos enfrentados a varios episodios de fin de vida, nos comenzamos a interesar por aprender y manejar estos eventos.

- No está abordado el tema adecuadamente en ninguna de nuestras etapas formativas (incluso en la residencia).

- NO se vive en equipo dentro de la terapia intensiva, no se comparte, no se escucha.

- En el posgrado es un tema que prácticamente ni se trata.

- La formación en Bioética es inexistente en residencias médicas.

- En el posgrado NO es adecuado. Los posgrados de UCA tienen en forma obligatoria 32 horas de bioética donde deben hacer una monografía, que en general es copiada. Simplemente "cumplen". Las nuevas generaciones "conocen en general la importancia de la bioética", pero no tienen conocimientos específicos de la misma.

No está bien abordada en GRADO NI EN POSGRADO

- Creo que hay deficiencias en ambos niveles. La escasa formación de los médicos en bioética muchas veces no logra pasar la barrera de la teoría o de los conceptos aislados. Veo que no hay fortalezas en el aprendizaje a través de la resolución de problemas. Es como la enseñanza de la medicina interna a través del Cecil, tema por tema versus la enseñanza mediante la resolución de casos. En una residencia de clínica médica es poco y nada lo que se capacita en bioética. Ahí se aprende con los sopapos que te dan los casos problema que se deben enfrentar día a día.

- La docencia en este tema, ¿es adecuada en nuestro medio? ¿se imparte en forma adecuada en los estudios de grado? ¿y en el posgrado? (con énfasis en especialidades que atienden pacientes críticos y / o con enfermedad terminal).

La respuesta en general es que NO. Hay estudios estructurados (mediante asignaturas) en <u>grado</u> (con variantes desde diferencias entre escuelas públicas con currícula innovada y tradicional, y con carreras confesionales), y es muy inadecuada en los <u>posgrados</u>.

Sintetizando las respuestas más relevantes:

- Mucho acento en lo legal, poco en el acompañamiento y respeto de las preferencias del paciente. Como ejemplo, se puede ver que cada vez que se habla de bioética, el primer ejemplo que se menciona es el requerimiento transfusional en el paciente Testigo de Jehová, y sus implicancias legales. Allí la discusión se focaliza rápidamente en lo legal, y las posturas son rígidas, las preguntas muy cerradas, cortando la posibilidad de deliberación.

- Se observa mayor contenido de bioética en clínica médica, pediatría y terapia intensiva (dato apreciable por las publicaciones en revista científicas).

- Los mecanismos de trasposición didáctica en bioética en el grado son infrecuentes en el estado actual: el conocimiento suele ser generado por referentes que hablan en un lenguaje técnico, y está faltando el trabajo de llevarlo a un lenguaje para estudiantes de medicina. Esto marca la importancia de tener manuales.

- No son tema de currícula los cuidados al final de la vida, ni los cuidados paliativos ni en grado ni en el posgrado.

- "Siendo residente de oncología, recibo mensajes de los residentes de clínica sobre cómo hacer la conversión de morfina de vía oral a endovenosa. Y yo mismo noto que no manejo en profundidad la medicina del dolor y determinados síntomas. Es decir manejo algo de cuidados paliativos pero sé que no en profundidad y muchas veces los pacientes necesitan que uno les brinde más herramientas. Y dentro de la currícula de mis actividades de posgrado sólo tengo una clase en el año sobre cuidados paliativos."

- La escasa formación de los médicos en bioética muchas veces no logra pasar la barrera de la teoría o de los conceptos aislados. No hay fortalezas en el aprendizaje a través de la resolución de problemas. Es como la enseñanza de la medicina interna a través del Cecil, tema por tema versus la enseñanza mediante la resolución de casos. En una residencia de clínica médica es poco y nada lo que se capacita en bioética. Ahí se aprende con los golpes que dan los casos problema que se deben enfrentar día a día.

- Falta mucho por hacer no sólo en la formación profesional sino además en la comprensión en la comunidad.

- Hay un incremento en los graduados que buscan esta disciplina y no sólo los que atienden pacientes críticos. En posgrado depende de la iniciativa de los propios interesados.

- Es dudosa la posibilidad de que un curso de Bioética logre mejores actitudes por parte de los estudiantes en su futuro accionar como médicos. Nada se obtendrá si no se fomenta el espíritu crítico, que es un rasgo inalienable de todo estudio universitario, y más aún en una disciplina que forma parte de la filosofía como es la Ética. Los conceptos de Bioética de intervención y Bioética de protección ("Bioéticas, poderes e injustiças. 10 anos depois". Cátedra Unesco de Bioética. Brasilia, 2012) no parecen estar presentes en la enseñanza en la UBA. La aprehensión de actitudes éticas parece estar más ligada al curriculum oculto (Alfredo Semberoiz) que a los cursos académicos. Los cursos de formación de posgrado en especialidades críticas suelen incluir alguna clase sobre la ética en el momento de la muerte, pero da la impresión que se hace porque es "políticamente correcto", pero la Bioética no parece formar parte del núcleo fundamental de la enseñanza de las especialidades críticas.

- Se observa un importante crecimiento en cuanto al surgimiento de los comités de bioética, la intervención en cursos sobre estos temas y en la divulgación en los medios de difusión.

- En los cursos de emergencias y resucitación no se aborda el tema habitualmente o peor, se aborda con bibliografía extranjera. Tampoco en neurocirugía.
- Considero que la formación en Bioética en grado en ciencias de la salud es pésima e inexistente en residencias médicas.
- Nadie se ocupa de enseñarlo formalmente. Los alumnos discuten estos temas con sus docentes en los prácticos pero sin contenido teórico.

Sintetizando:

En el grado (UBA, Medicina) el abordaje docente es inadecuado. En los posgrados de Terapia Intensiva, Emergentología y Oncohematología, el abordaje se remite a una mínima expresión (una sola clase de bioética en toda la residencia). Los intensivistas están medianamente formados, no así los oncólogos.

No sé bien por donde pasa lo que se acerca a lo más acertado, pero los informes a los familiares deben simularse desde el primer día con las enfermeras, kinesiólogos y médicos en formación, simular situaciones es muy útil. Sabiendo los principios éticos acabadamente, lo demás es enseñar con el ejemplo, cómo damos nosotros los informes, como hacemos frente a situaciones difíciles y vuelvo a insistir, una vez por semana, una simulación de cómo dar informes, uno de nosotros adopta distintas situaciones vividas con familiares....hace unos años se nos moría una mujer muy joven de sepsis obstétrica, viene el padre después del informe, desesperado....yo no sabía que decirle y le digo "su hija está más cerca de Dios que de nosotros....." se fué y al rato me llama el dueño de una funeraria y me pregunta, "che así que se murió la hijita de fulano" y le digo "¿cómo, quién te ha dicho esa mentira?" y me responde, "su papá, vos le dijiste que estaba más cerca de Dios que de nosotros" y pensó que había muerto,
el poder de las palabras.....como decimos las cosas...

- En su caso particular, ¿cursó alguna asignatura "bioética" durante sus estudios de grado, de especialización o en otro posgrado? En caso que no, ¿cuáles fueron sus contactos académicos con la disciplina? ¿hizo estudios autónomos / autodidactas?

Sintetizando respuestas (sobre 20):

	Si en escasa medida	**Si adecuadamente**	**Realicé formación autónoma**
Durante la carrera de grado	3	----	1
Durante la formación estructurada en el posgrado	3	2	17

Los mecanismos relatados fueron:

- Trabajar en Servicio (o grupo de trabajo) de cuidados paliativos.
- Ateneos.
- Trabajar junto con una bioeticista.
- Participar de un comité de bioética.
- Ser docente (UBA) de la asignatura bioética (aprender viendo a otros docentes y con lectura).
- Asistí a congresos escuchando conferencias sobre bioética.
- Maestría.
- Autodidacta y a través de la experiencia.

- "Me fui nutriendo de mis maestros: Fernando Lasala, Carlos Gherardi, Paco Maglio."
- "Mi cargo de Director Médico de una Clínica me obligó a interiorizarme en la legislación vigente, pero siempre hice todo de manera autónoma."
- "La propia necesidad profesional me acercó a abordar estas cuestiones."
- Necesidad de desarrollar conocimientos y experiencia sobre el tema por la especialidad desarrollada (medicina crítica).
- En cursos que tenían que ver con gestión en salud y en cursos de política sanitaria se abordaron temas de bioética.
- Congresos y Jornadas, en presentaciones de este tema.

Hay 3 comentarios relevantes.

En mi caso particular jamás se trató tema alguno relacionado específicamente con la bioética en mis estudios de grado, pero sí aprendí de algunos docentes (que considero mis primeros maestros) la sacralidad de la relación médico-paciente y su dignidad. Luego de algunos años de profesión comenzó mi interés sobre la formación humanística que consideraba debería tener el profesional de la salud. Al principio fue de manera autodidacta, luego realicé el curso sobre ética en investigación clínica del NIH, me diplomé en Bioética en la UNSTA y comencé el Magister en Bioética de la UCA. Desde hace ya muchos años participo en congresos, foros y cursos relacionados con el tema. Además formo parte del comité de Bioética de la Sociedad Argentina de Trasplantes.

*En mi caso particular, la Bioética no integraba el curriculum de medicina
en mi período de estudiante. Tampoco (salvo quizás alguna clase aislada)
en los cursos de posgrado que hice. Los mayores aportes que tuve en este
campo los obtuve en la carrera de Filosofía de la Facultad de Filosofía y
Letras de la UBA, donde cursé y aprobé varias materias, incluyendo Ética.
Luego colaboré en el dictado del curso de grado de la UBA, y en la
UNLaM, como integrante de la Cátedra de Bioética y Derechos Humanos.
También me estimularon en este camino mi participación como integrante
del Comité de Ética Clínica de mi hospital (Durand), del que fui
presidente, y actualmente soy miembro del Capítulo Argentino de la Red
Bioética.*

*Aprendí al lado de mi maestro Paco Maglio haciendo asistencial junto a él.
Una vez atendimos a una adolescente trasladada desde Corrientes (Goya)
sobre endocarditis infecciosa, lo acompaño a Paco, en la habitación de la
nena (15 años), Paco no permitió que sacasen a los padres fuera de la
habitación y en 10 minutos, la revisó, dijo que debíamos hacer etc. Luego
se puso a hablar con la chica, le explico todo lo que se iba a hacer, y le
pregunto por el diariero enfrente de la Iglesia de Goya en la plaza central,
y hablaron más de 10 minutos del diariero, de su familia, de Goya. Luego
al irnos le pregunté cunado había ido a Goya, y me contesto, "nunca, pero
hay que acercarse al lugar de los pacientes para que se sientan más
reconfortados, con menos miedo".*

- La investigación en este tema, ¿es adecuada en nuestro medio?

Las reflexiones más relevantes fueron las siguientes.

- No encuentro artículos que sean de mi interés en bioética. Lo más
  apropiado me parece el aprendizaje basado en casos, y no largas
  disquisiciones bioéticas y filosóficas que no brindan herramientas
  claras para tomar decisiones.
- Muy poco. Artículos en revistas específicas: Acta Bioética,
  Perspectivas bioéticas. Y en revistas generales: de educación médica
  (RAEM), de terapia intensiva (RATI), en resúmenes de congresos

(SATI). Se presentan trabajos en el Congreso de Neumonología (un espacio para bioética, donde se presentaron muchos trabajos pero la mayoría eran sobre Comités de Ética de la Investigación, de asistencial una minoría).

- Es escasa, y siempre es por los mismos grupos. Hay más investigación por el periodismo que por los médicos.
- Probablemente no haya tanto interés en los decisores y sponsors de trabajos de investigación ya que por lo general no es redituable y a veces pasa a ser importante cuando es usado por políticos para una acción especial.
- La mayoría de los artículos con los que uno se topa son "opiniones de expertos". Quizá se pueda encontrar poco de investigación en bioética porque se está todo el día buscando y leyendo el último artículo sobre temas asistenciales, con lo cual puede haber un sesgo en la respuesta.
- Hay un paulatino incremento del interés por los profesionales de la salud en temas de bioética y esto conlleva a un incremento de la investigación sobre estos temas, pero aun queda un largo camino.
- A priori creería que no, porque tenemos una importante influencia de las religiones en general y de la Iglesia Católica en particular, que no permiten abordar temas polémicos.
- Hay investigación, pero en general, no son de calidad, tanto en las hipótesis, como en el diseño metodológico y experimental.
- Hay algo de calidad en aumento. Mucha de la investigación es bibliográfica, hay poco de campo. Y la mayoría son cuantitativos. En los últimos años hay algo cualitativo, parece ir mejorando.

- Veo nuevas inquietudes en los Comités de los hospitales y eso me alegra. Ayuda a la formación de los residentes. Me preocupa la honestidad de algunos integrantes, debería ser reservado para gente intachable con entrada por concurso (pero ¿con qué jurados?).

Resulta extraño pensar en investigación en Bioética en nuestro medio. Creo que el tema pasa fundamentalmente en torno a seguir con "más de lo mismo", o en acceder a un planteo crítico. La Bioética parece referirse a temas referidos a los problemas de fecundación y aborto, el fin de la vida, la manipulación genética, y, en general, parece buscarse la solución a los problemas planteados por las innovaciones tecnológicas. La Bioética parece ir siempre a la zaga. No está incluido el planteo ético en la investigación, y parece imprescindible que quienes desarrollamos disciplinas con contenido científico terminemos de aceptar la "insoportable carga ética" (Esther Díaz) en nuestro quehacer diario.

EJE CONDUCTAS ANTE ESCENARIOS HIPOTÉTICOS

- Si usted operara en el espacio de lo particular (dirección institucional), ¿cómo resolvería la tensión generada por la necesidad de asignación de camas para cuidados paliativos versus pacientes críticos con chance de supervivencia?

<table>
<tr><td>

PALIATIVISTAS

- Favorecer la asistencia interdisciplinaria domiciliaria reduce internaciones en pacientes con enfermedades avanzadas. Es prioritario favorecer su desarrollo, contar con líneas telefónicas de contacto con profesionales entrenados y disponibilidad de enfermería y medicación, equipo de cuidados paliativos de guardia pasiva para asistencia de casos complejos que permitan alivio rápido y externación. Llegado el caso concreto de tener que definir la asignación de una cama, determinaría primero cual es la alternativa

</td></tr>
</table>

de cada uno de los pacientes (ejemplo: derivación del paciente crítico o del paciente con enfermedad avanzada a otro nosocomio, alivio del paciente terminal en guardia a la espera de cama e ingreso del paciente crítico, etc.).

- Es difícil responder estas preguntas, ya que trabajo en un hospital público en el servicio de cuidados paliativos. Por lo que creo que es importante el cuidado de fin de vida y poder brindarlo adecuadamente. Considero que se deberían asignar recursos tanto para el cuidado crítico como para el cuidado paliativo. Ya que creo que las dos cosas son importantes. Por lo que intentaría repartir el recurso. Situación que en la realidad no sucede pues siempre se asigna más recurso al sector crítico, pues tiene mucho más rédito (en ciertos casos) el servicio de urgencias, que un servicio que acompaña la muerte de los pacientes.

ETICISTAS

- Primero saber el giro cama institucional, y definir cuál es la real problemática de necesidad de camas. Estandarizar el manejo de las patologías críticas: cuando intubar y cuando no (reforzando el concepto de las directivas anticipadas), cuando operar y cuando no (reforzando la educación en servicio y la estandarización de protocolos de actuación). Reforzar los procesos de comunicación con la familia y las directivas anticipadas, realzando las funciones de los comités de ética y de cuidados paliativos. Respecto a la decisión, priorizar al que tenga riesgo médico de vida.

- Se debe ver el contexto del hospital, la política general, el plan de salud. Se debe ver el recurso disponible y la necesidad en el momento. Ante la imperiosidad elijo al segundo, pero la idea es tratar de internar a todos.

ONCOLOGÍA

- En tanto y en cuanto no se considere a los cuidados paliativos como algo importante dentro del ámbito de los procesos de salud enfermedad y dentro de los hospitales, no creo que se pueda resolver esa tensión y siempre se resolverá en favor de los pacientes recuperables, salvo que el hacerlo sea completamente antiético.

TERAPIA INTENSIVA

- Priorizo la atención de los pacientes críticos. En los hospitales de agudos los críticos tienen prioridad. Los cuidados paliativos deben estar afuera del hospital. Pero hay carencia de espacios para internación (y cuidado de especialistas) de cuidados paliativos en las instituciones públicas.

- Claramente la asignación de camas de cuidados críticos debe estar basadas en posibilidades de recuperación y no para aplicar procedimientos paliativos en pacientes en situación de fin de vida.

- Trataría a partir de la observación de la población que se atiende conocer cuáles serían las necesidades de atención de pacientes que requieren cuidados paliativos y los que necesitan unidades de atención para pacientes críticos. A partir de esto crearía las áreas correspondientes con la dotación adecuada para ambos sectores en forma diferenciada y los mecanismos de derivación cuando se supere la capacidad instalada. El no tener mecanismos de derivación superada la capacidad instalada aumenta la tensión al momento de la internación y genera frustración profesional en aquellos que desarrollan la tarea.

- Trabajaría sobre la educación de los profesionales que reciben estos pacientes. Intentaría que existan referentes de consulta o un comité de bioética. Fomentaría que el compromiso con el tema esté incluído en los planes de las direcciones médicas. Buscaría espacios que permitan reflexión y un mayor contacto con las familias (terapias abiertas, horarios flexibles, etc.).

- Creo que los pacientes terminales deben estar en sus casas, atendidos por personal del hospital por lo menos tres veces por día....salvo excepciones. Muchos casos tienen soledad absoluta, o solo vecinos (a veces es mejor) o pedido de internación por parte de la familia que no soporta verlo morir en casa (muy común en los chicos o jóvenes).

CLINICA MÉDICA

- Considero que ambos ámbitos son necesarios, si hubiese que privilegiar creo que habría que darle asistencia hospitalaria a los pacientes críticos con menor número de camas hospitalarias para los paliativos pero crear otra forma de atención: ambulatoria, hospice (cuidado hacia una persona enferma que se encuentra transitando el final de la vida), para los pacientes paliativos y sus grupos de pertenecía. En estos deberían asegurarse camas para internación para casos particulares.

- Siempre la decisión pasa por tener claro qué le puede ofrecer la institución a cada paciente. Es decir, si el paciente A tiene pocas posibilidades de recibir la atención que necesita fuera de mi institución, debo priorizar su ingreso. Si para el paciente B existen otras opciones válidas fuera de la institución trato de vehiculizarlo allí. El paciente con cuidados paliativos suele encontrar más opciones que el crítico. La cama en la terapia intensiva se trata de reservar para el crítico porque fuera de allí es difícil que se le pueda brindar el cuidado adecuado.

- Se trata de una tensión inevitable. Pero a la misma altura están las tensiones con los pacientes quirúrgicos que no tienen cama. Priorizo a los que tienen chance de supervivencia y he tratado de explicar (sin éxito en general) las prioridades a los médicos, familiares, pacientes y administrativos. Reconozco que es poca la gente que lo comprende, y que en general, quien consigue una cama (en el ámbito privado o público) no le es de su incumbencia la solidaridad para con el otro necesitado.

SALUD MENTAL

- Deberían asignarse 2 espacios distintos, un espacio con camas para cuidados paliativos con un equipo que los trate y otro espacio para cuidados críticos. Debería poder dársele a ambos grupos la posibilidad de supervivencia, justicia equitativa.

TRASPLANTE

- Trataría que los pacientes terminales pudieran, con la asistencia adecuada, terminar sus días en sus casas y rodeados de sus afectos y no ya en una cama de terapia intensiva totalmente inadecuada para su dolencia, su dignidad y su familia. (Este tema está, a mi criterio, muy bien tratada en la obra de Philpe Aries "Morir en Occidente").

- Trataría en situaciones ideales o normales de asignar los recursos

> disponibles, y exigir lo suficiente para cada una, a ambas tareas y tratar de que no sean aspectos contrapuestos a la hora de decidir el destino de las partidas presupuestarias. En situaciones excepcionales (crisis humanitarias, catástrofes, guerras, etc.) creo que priorizaría a los pacientes críticos con chance de supervivencia.
>
> **EMERGENCIAS**
>
> - En principio debería haber camas para todos los pacientes. En caso de no ser posible, le asignaría las camas a los pacientes con posibilidades de supervivencia y abordaría el tratamiento de los pacientes para cuidados paliativos con internación domiciliaria.

Este es realmente un escenario hipotético –e irreal-, porque en nuestro medio casi no existen camas para cuidados paliativos. Por otro lado, la paliación, idealmente, se cumpliría, en gran medida, en el domicilio del paciente. Asimismo, muchos internados en camas de Clínica Médica son sometidos a tratamientos cuyo único resultado es prolongar la agonía. Más aún ocurre esto en las salas de Terapia Intensiva. De modo que el problema no es la escasez de camas. Porque si se dispusiera, supongamos, del doble de la cantidad de camas disponibles, se llenarían inmediatamente de manera inadecuada. El tema es ¿qué pasa por la cabeza de los médicos?. Creo que habría que conversar extensamente con todo el personal asistencial –pero especialmente con los médicos, y sobre todo con los diferentes jefes de sector- buscando consensuar criterios asistenciales, que contemplen el respeto por el moribundo, de modo que la muerte digna no se limite a la letra de una ley, y que se haga el esfuerzo de asignar a cada paciente al lugar que más necesita, y no al lugar que al médico le resulta más cómodo. Por ejemplo, un paciente moribundo que está en Clínica Médica no debe ser pasado a Terapia Intensiva.
El médico debe asumir la muerte de su paciente, y no desligarse de él.
(intensivista y eticista)

- Si usted operara en el espacio de lo singular (guardia médica), ¿cómo resolvería la tensión entre la asignación de un recurso de soporte vital (ventilación mecánica) que está en uso por un paciente terminal, frente a la necesidad y no disponibilidad de dicho recurso por un paciente crítico con chance de supervivencia?

PALIATIVISTAS

- No es fácil retirar el soporte vital una vez que ya está instaurado. Lleva un tiempo de dedicación, de hablar con la familia, de que acepten el mismo, y acepten cuidados paliativos de fin de vida. Posibilidad que no siempre existe. Creo que si no se puede lograr esto, habría que derivar al otro paciente, o no recibirlo.

ETICISTAS

- El sostén vital no tiene lugar en un paciente moribundo. Si es necesario, se debe retirar de quien no lo necesita, y asignarlo al recuperable. Sin duda.

- No le saco el respirador. Una cosa es que el paciente sea terminal y en ese caso se puede ir de a poco sacando al mismo por considerar que ese recurso es desproporcionado. Pero otra cosa es sacarlo bruscamente para dárselo a otro. Eso sería eutanasia. No se debe sacar ante la urgencia. El retiro es pensando en ese paciente y no en otro. Ni la ley vieja ni la ley nueva obligan a hacer esas cosas.

ONCOLOGÍA

- Buscaría alguna alternativa para poder conseguir un soporte vital extra.

TERAPIA INTENSIVA

- Primero me haría la pregunta de porqué se usó dicho recurso en el paciente terminal, porqué no hubo abstención. Frente al hecho consumado, el retiro inmediato es dificultoso pues hay un equipo que puede tener ideas diferentes al respecto. La no disponibilidad debe ser resuelta con decisiones especiales: derivar, alquilar equipos, ventilar en la ambulancia con el respirador portátil (lo cual genera la anulación del recurso ambulancia).

- Por suerte nunca me he enfrentado a una situación de esta naturaleza; si las actitudes médicas son llevadas a cabo correctamente en la vida diaria, el paciente terminal ya tendría una toma de decisiones consensuada respecto al retiro de soporte vital

- Nunca tuve que decidir entre retirar un respirador a un paciente terminal para colocarlo en un paciente crítico. Sí sufrí tensiones y presión cuando tenía ya internado un paciente que por su evolución se convirtió en terminal y me pedían el ingreso de un paciente crítico y no había cama disponible, allí no encontré soluciones que no pasaran por la derivación dentro del sistema. Cuando tomaba la guardia o luego que conduje un servicio de pacientes críticos siempre tuve la preocupación de disponer de la cantidad de respiradores de uno por cama y algún muleto o incluso mecanismos de préstamo o alquiler para no tener tensiones secundarias a verme en la situación de decidir quién debía o no recibir este soporte.

- Como se trata de una discusión de equipo y con aprobación de la familia, necesariamente hace falta crear una concepción previa. El médico de guardia en soledad no siempre puede tomar semejante decisión. No se trata de un trámite en el que uno elige quien sobrevive. En el espacio en el que actúo recomendaría seguir haciendo lo que corresponda con el paciente terminal y buscar el mejor destino al que está crítico y tiene chances. En mi institución tengo la chance de rechazar al que no puedo atender o hacerlo en el área de guardia. Si tuviera que hacerlo por no tener alternativa creo que indudablemente elegiría por el crítico con chances.

- No lo dudo, se lo pongo al que tiene chances, previa despedida de la familia frente al moribundo, les digo que se está muriendo (lo cual es verdad) y en realidad se va morir en paro respiratorio (no por paro respiratorio), siempre trabajando en equipo.

CLINICA MÉDICA

- Probablemente si ambos pacientes tuviesen que ser ventilados elegiría al que tiene mayor posibilidad, sin embargo si ya está utilizando el recurso no podría suspenderlo, intentaría resolver el otro paciente de alguna otra forma.

- Nunca me he enfrentado a una situación así. Entiendo que se agotaron todas las vías para conseguir ese recurso vital por otro lado. Creo que trataría de convencer a la familia del terminal sobre la futilidad del uso de ese recurso, ahondaría sobre la existencia de directivas anticipadas de ese paciente al respecto de esa práctica, etc. Luego buscaría alternativas, aunque sea temporales a ese recurso escaso: un ejemplo sería que la necesidad de un respirador mecánico puede reemplazarse por un ambú hasta que aparezca el mismo o se consiga la derivación.

- No debería estar ventilado un paciente terminal. Pero creo que en la teoría debería otorgarse ese recurso al que tiene chance de curarse; eso en la práctica es impensable (sacarle el recurso a un paciente que ya lo tiene asignado). Distinto es, por ejemplo, si hay limitaciones en las unidades de sangre a transfundir: allí se puede priorizar.

SALUD MENTAL

- Trataría de conseguir otro aparato para ventilación mecánica, si el único está en uso no puedo atender al que ingresó en la guardia, si le saco el soporte vital al paciente terminal es maleficiencia.

TRASPLANTE

- Este sí es un verdadero dilema ético que me llevaría a una profunda evaluación de la situación y no dudaría en consultar con otros colegas la decisión a tomar. Y sin duda analizaría a posteriori muy rigurosamente la decisión tomada (experiencia).

- No estoy seguro, creo que dependerá de varias circunstancias de cada caso, por ejemplo si se trata de una situación de agonía final del paciente terminal y una urgencia absoluta del paciente recuperable; una vez agotadas las posibilidades de derivación, creo que si tengo la certeza de no sufrir reclamos legales, utilizaría el respirador para el paciente recuperable acelerando la muerte del que agoniza.

EMERGENCIAS

- Es el gran dilema que tenemos los que trabajamos en Emergencias. La realidad es que ante escasez de recurso se toma la decisión en aquel que tenga más probabilidad de sobrevivir y más esperanza de vida.

- Debería haber recursos para todos los pacientes, pero de no ser así, se lo asignaría al paciente con chance de supervivencia. La guardia médica no es el mejor lugar para decidir desconectar a un paciente terminal.

Hay 2 reflexiones que merecen considerarse aparte.

En el lenguaje de cuidados paliativos se prefiere evitar hablar de "paciente terminal". El motivo es que se busca poner el acento en reafirmar la vida, y que esta sea vivida lo más activa y significativamente posible hasta el final. Hablar de "terminal" es muy gráfico pero pone el acento en el escaso tiempo de vida que resta al paciente, sin saber exactamente a cuánto tiempo nos referimos. Además, el estrés de saber que se es considerado un "terminal", agrega un sufrimiento extra a cualquier persona.

Por otro lado (opinión personal), en nuestro medio hablar de "paciente terminal" impone un sesgo o estigma que lleva a considerar como fútiles muchas medidas terapéuticas, incluyendo la asignación de camas o respiradores como se menciona en preguntas anteriores. Lo mismo puede suceder con la diálisis, la alimentación enteral, etc.

El concepto de "terminal" puede englobar tanto a pacientes con meses o años de sobrevida (ejemplo, cáncer de páncreas inoperable recién diagnosticado, sarcoma de Ewing con metástasis pulmonares), o un paciente agónico con expectativa de vida de pocas horas o días (ECOG 4, deterioro cognitivo, disfagia disnea, caquexia, falla de uno o más órganos, etc.)

Dicho lo anterior, si el paciente en final de vida está recibiendo ventilación mecánica, desde ya ha habido falta de asistencia paliativa previa, o esta no fue eficaz. Intuimos entonces que hay una familia que sufre, y cuya expectativa está puesta en el tratamiento que está recibiendo el paciente. O bien si la ventilación mecánica está prolongando aunque sea escasamente la sobrevida del paciente, se debe colaborar para que en ese tiempo se pueda trabajar con la familia la aceptación y evitar un duelo complicado.

Entonces:
*-**continuar si**: 1) el paciente terminal se estabilizó y la ventilación mecánica está siendo eficaz, hay posibilidades de superar el episodio que motivo la ventilación mecánica; 2) si había directiva previa del paciente en*

este sentido; 3)si no hay posibilidad de hablar con la familia y explicar el pronóstico y las limitaciones de la terapia implementada.
-suspender si: *1) si hay inestabilidad por otros parámetros clínicos más allá de la gasometría, y se estima un fallecimiento en pocas horas, (sangrado activo, necesidad de cirugía, sepsis, falla de otros órganos, etc.); 2)si se puede hablar con la familia del paciente, explicarle la situación y se consensúa suspender la ventilación mecánica; 3)si se tomó la decisión sin consulta previa con la familia y estos opinan en sentido contrario; 4) si había directiva del paciente en favor de no RCP no ventilación mecánica.*
(paliativista)

Frente a la situación planteada, es necesario establecer que la tensión se resuelve mediante estrategias racionales apelando a criterios de proporcionalidad y de búsqueda de intervención ocasionando el menor daño posible, pero también estableciendo un lenguaje y actitud tendientes a defender los valores primordiales de la profesión médica. Por supuesto, las acciones realizadas en circunstancias no propicias, improvisadas y sin considerar prerrogativas conllevan una irregular demostración de una asistencia sanitaria de verdadera calidad. En primer lugar, conviene tomar medidas para no llegar, para no arribar precisamente a ese escenario de tensión, como si fuera inevitable que suceda. Los responsables de coordinar, administrar y asistir en los contextos institucionales relacionados a la medicina crítica requieren prever esta clase de situaciones capaces de suscitarse en la práctica cotidiana. No alcanza un enfoque inmediato del problema. Frente a las necesidades de recursos, entendamos que llegar a la situación de tener que elegir o denegar los mismos de manera abrupta y sin protocolos pre-establecidos no es la situación. Esta clase de problemas se tratan con medidas previas, buscando el consenso entre los pares hacia la consecución de los estándares reales de cuidado, protección y respeto de la dignidad. Considero que es imprescindible tener una mentalidad dispuesta al diálogo y hacia la reflexión sobre lo que ciertamente es proteger la salud de los enfermos. Solamente de esa manera es posible la reducción de las mencionadas situaciones de tensión, que son en su mayoría evitables si se toman medidas de adecuación de los esfuerzos terapéuticos de manera universal, independientemente de los problemas de salud de los individuos, si se informa a la población para que razone sobre lo injusto, perverso y anti-natural que representa prolongar una vida sin ningún beneficio, y si se capacita a todo el personal a manejar determinadas situaciones antes que pasen. Vivimos en una sociedad que resalta la vida como una

*propiedad con la que se puede actuar, a veces, irresponsablemente.
Comprender que se requiere valor e integridad para afrontar los
momentos de tensión significa tener la convicción de obrar con
objetividad. Los recursos son limitados y siempre habrá riesgo que, si
queremos tomar decisiones éticas y anticipadas por la razón, no tengamos
la oportunidad efectiva de llevarlo a cabo. No debería desanimarnos. Pero
también debemos considerar que si entendemos la situación como una
"tensión", podríamos deducir dos cosas: que no tenemos en claro qué
hacer o cómo actuar, o bien, que hemos llegado tarde.*
(eticista)

- De las últimas dos respuestas, mencione cuál es el concepto preponderante en su respuesta (¿los principios éticos? ¿Argumentos basados en las ciencias médicas? ¿Gestión de la salud? ¿Otros?).

<table>
<tr><td>

PALIATIVISTAS

- Por motivos éticos.

</td></tr>
<tr><td>

ETICISTAS

- El fundamento de las últimas dos respuestas es de índole ética. El moribundo requiere paliación –el fin de la vida es parte de la vida, y el médico debe extremar su celo en el cuidado de la vida-, y el grave recuperable debe recibir toda la instrumentación necesaria y disponible para rescatar su vida. Confundir entre sí a estos pacientes es trágico. Y ocurre todos los días en nuestros hospitales, aún entre médicos supuestamente experimentados.

- No se puede hacer gestión de la salud sin tener principios éticos.

</td></tr>
<tr><td>

ONCOLOGÍA

- Principios éticos.

</td></tr>
<tr><td>

TERAPIA INTENSIVA

</td></tr>
</table>

- Principios éticos.

- No puedo escindirlos, la respuesta es una mezcla de todas las respuestas a esas preguntas. Incluiría el sentido común y no desconocería las presiones sociales que existen en la práctica, basta con leer el relato de cómo se mantuvo al dictador F. Franco con vida ocupando una cama hasta que le encontraron sucesor.

- Con todo respeto solo lo vivido en más de 40 años de profesión, es muy fácil teorizar sobre esto, es muy difícil llevarlo en la práctica y en cada hospital, la cosa es distinta. Apoyarse siempre en el médico de cabecera y en el equipo. Hablar, preguntar a los que NO hablan, ¿qué pensás?, ¿cuál es tu opinión?. No hay iluminados en esto.

CLINICA MÉDICA

- Creo que tomé en cuenta todos estos conceptos, éticos y médicos. Igualmente cada decisión solicitada es difícil teniendo en cuenta que la demanda es interminable y los recursos no, sin embargo considero que la intervención en la anticipación de diferentes medidas en pacientes terminales podría ayudar a disminuir muchos de estos conflictos.

- Creo que es un mix. La gestión de la salud lleva la delantera y debe agotarse antes de resolver el caso en otro plano. La ética cruza toda la escena. Las ciencias médicas son en cierta medida secundarias o accesorias al problema.

- Sentido común.

SALUD MENTAL

- Los principios de justicia equitativa y no maleficencia.

TRASPLANTE

- En primer término los principios éticos, pero no soslayaría los conocimientos médicos y en menor grado pero no ausente la gestión en salud.

- Me parece que mis respuestas se basan en principios éticos, por lo menos mi razonamiento interno utilizó esos carriles.

EMERGENCIAS

- Gestión de salud y utilización eficiente de los recursos disponibles.

- Principios éticos, ya que priorizo la vida, también considero argumentos basados en la ciencia (criterios de triage).

Hay 3 reflexiones que merecen considerarse aparte.

La reflexión bioética, incluyendo los principios, es la base de estas respuestas. Siempre teniendo en cuenta la práctica médica más adecuada en cada caso y teniendo en cuenta que en cuidados paliativos la unidad de tratamiento es paciente Y familia. Si bien la justicia suele ser el principio bioético que más conflicto genera en estas situaciones, las decisiones basadas en la escasez de recurso suelen inducir a contradicciones. La gestión en salud es la que puede brindar soluciones para que estos casos sean poco frecuentes.
(paliativista)

Es posible que los conceptos preponderantes para elaborar la respuesta anterior ya fueron en parte comentados, pero trataré de entrar más en detalles. Voy a establecer un conjunto de tres fundamentaciones que convergen en una única y concluyente perspectiva acerca de la problemática de los pacientes críticos y terminales en relación a los mejores estándares éticos de manejo. Por un lado, tengo la fundamentación basada en los aspectos filosóficos de la disciplina Bioética. Puedo decir que ciertas consideraciones se basan en la trasmisión y aprendizaje del pensamiento bioético, razonamiento fundado en la minuciosa apreciación de los valores y de las conductas posibles. Para ello me sustento en determinadas teorías que aplican hacia la defensa de los valores de los sujetos; entre ellas comento al principialismo, en cuanto a lo relevante vinculado al principio de no maleficencia, pero también a los argumentos que defienden los valores personalísimos del ser humano. Por sobre todo, la ética deontológica invita a abordar el mundo desde una posición desinteresada y persiguiendo el bien en cada acción, por mínima que ella pueda representar.

En segundo lugar, menciono la fundamentación basada en la evidencia científica; evidentemente, los conocimientos biológicos son necesarios no solamente para el establecimiento de escenarios conflictivos, sino también que se pueden aprovechar para aportar elementos que determinen una contribución hacia la argumentación bioética. Efectuar una buena bioética asistencial requiere un mínimo obligatorio de saberes en las ciencias biomédicas. El conocimiento en el límite de los diferentes encuadres terapéuticos, así como el análisis de los pronósticos de las enfermedades constituyen elementos sobre los que se fundamentan las subsecuentes justificaciones emanadas desde la reflexión sistemática.
Finalmente, creo que la fundamentación religiosa o vinculada a creencias ocupa un lugar importante. Los preceptos emanados por las diversas creencias coinciden en la defensa de quienes se encuentran indefensos y en una situación de sufrimiento, en la solidaridad y en el respeto de los valores esenciales, como la libertad y la vida. Por sobre todo resulta imprescindible una actitud de misericordia hacia el enfermo y su entorno. Debemos luchar por disminuir el dolor en todas las criaturas vivientes por medio del amor. En definitiva, la fe puede ser guiada si entra en conciliación una razón iluminada.
(eticista)

No debe haber preponderancia de conceptos sino que hay que lograr una síntesis entre lo ético, el conocimiento médico y la gestión de salud. Esto debería ser una tarea previa y de conjunto que la mayoría de las veces es difícil de lograr ya que los conocimientos son dispares, los principios éticos difusos y la gestión en salud no siempre es ejercida por los más idóneos.
(intensivista)

- Si usted coordinara un equipo tratante de un paciente con enfermedad avanzada, ¿qué rol asignaría o como asesoraría a familiares, amigos y compañeros del paciente respecto a la conducta de ellos hacia el mismo?

PALIATIVISTAS

- Desde cuidados paliativos se trabaja con el entorno afectivo para que sean cuidadores eficaces y al mismo tiempo, aliviar sus necesidades y reducir el impacto de la enfermedad en ellos. También se detectan familiares en riesgo de padecer duelo complicado y se inicia un abordaje precoz con ellos, que se mantiene luego del fallecimiento del paciente. Una adecuada comunicación permite transmitir información diagnóstica y pronóstica, favorece la aceptación y una toma de decisiones acordes a los deseos del paciente y a su expectativa.

- En cuidados paliativos en los pacientes con enfermedad avanzada, siempre hacemos una evaluación del grupo familiar y de potenciales cuidadores. Involucramos a la familia en el cuidado. Brindamos apoyo psicológico tanto al paciente como a la familia. Muchas veces realizamos reuniones familiares, para explicar la situación clínica del paciente, conductas a seguir, cuidados que necesitará el paciente, evaluamos posibilidad o no de cuidado en domicilio. En los casos de fin de la vida que seguirán en su domicilio, hacemos visitas a domicilios, seguimiento telefónico (tienen nuestros teléfonos y manejamos las diferentes situaciones de esta forma, ya que tienen medicación en el domicilio). Siempre evaluamos previamente si la familia podrá realizar el cuidado en domicilio o no, otra opción que tenemos es el Hospice.

ETICISTAS

- Creo que quienes constituyen el entorno inmediato del moribundo tienen un rol definido que jugar. Nadie puede reemplazar la carga de afecto que puede brindar la persona querida por el moribundo. Si los últimos momentos de la vida del paciente ocurren en el hospital – como es la regla en nuestro medio- se debería liberar el acceso de familiares y amigos, procurando un sitio que posibilite, dentro de lo posible, la intimidad en el último encuentro. El médico debería limitarse a paliar los síntomas físicos –como el dolor y la disnea- y permitir que el paciente muera en paz, rodeado por sus seres queridos.

- En primera instancia tener una reunión con el resto del equipo de salud para manejar un lenguaje común para ese paciente (como hacen los equipos de cuidados paliativos). En segunda instancia lo haría con familiares y amigos (y ampliaría según cada caso) explicando lo mismo. Los equipos de paliativos tienen reuniones periódicas con las familias. Hay investigaciones que comparan eficacia de paliativistas en pacientes hospitalizados versus domicilios (donde la diferencia es la presencia de la familia) y la intervención es la "charla-prevención-discusión" que apunta a los grupos de contención. La mortalidad es superior en el domicilio para el segundo grupo. Los fallecidos en el hospital suelen ser los pacientes derivados al mismo en los últimos 6 meses de su vida.

ONCOLOGÍA

- Me parece que hay que evaluar muchas esferas en las relaciones sociales. Creo que sería importante identificar los roles que cumplen cada uno de los familiares (quién es el cuidador principal, quién el encargado de las cuestiones administrativas). También me parece importante identificar los lazos de interacción con el paciente enfermo para poder evaluar fortalezas y debilidades en los vínculos, potenciar las fortalezas y tratar de resolver las debilidades, y sobre todo necesidades del paciente en función de su familia. Y tratar de hacer fluida la comunicación y el dialogo con el fin de resolver problemas en favor del paciente. En un entorno de acompañamiento y verdad respecto de la situación.

TERAPIA INTENSIVA

- Deberían ser asesorados para el acompañamiento en el fin de la vida, o sea "el buen morir", sin intervenir en las decisiones médicas, asesorarlos para que los saquen al exterior, a la plaza, etc.

- Favorecer en todo momento la cercanía con el paciente.

- Trataría con ellos todos estos temas para que puedan comprender estos conceptos y acompañar al paciente en el desarrollo de su situación terminal a los fines que sea un tránsito acompañado para aceptar la muerte como un fenómeno natural e inevitable pero con la contención necesaria para mitigar el sufrimiento y el dolor.

- De acompañamiento permanente, de soporte y participación en los cuidados. Les pediría que se turnen para acompañarlo y que nos ayuden en mantener el confort y el consuelo hacia el que sufre. También se debiera pensar en cómo sostener a la familia para que no claudique en esa tarea.

CLINICA MÉDICA

- Considero fundamental esta acción sobre el grupo del paciente con anticipación de mucha de la problemática y siempre teniendo en cuenta la voluntad del paciente. Se podrían anticipar muchas decisiones, reconocer y resolver conflictos, designar al encargado de decidir juntamente con la información médica, entre otras cosas.

- Primero habría que conocer mínimamente el grupo familiar. Luego trataría de generar vínculos que favorezcan al paciente y de evitar lo nocivo. Es decir que trataría de poner a toda la familia en el acompañamiento positivo del proceso de muerte. Los contactos debieran ser grupales o individuales según la necesidad. Lo importante es que cada uno sienta que ayuda desde su lugar. Que ninguno molesta. Y que todos entiendan que el centro es el paciente y no ninguno de ellos.

- Estar presentes. No hablar de temas que el paciente no habla. Recordar los momentos más importantes que compartieron. Darle al paciente los espacios para despedirse.

SALUD MENTAL

- Tanto a los familiares y amigos los asesoría que la conducta hacia el paciente no debe ser invalidante, el paciente debe poder elegir, aceptar, conocer si es que así lo desea todo lo relativo a su enfermedad. Los asesoraría en que deben acompañarlo e ir aceptando junto con el paciente los cambios y deterioro que produce la enfermedad. Que a veces el paciente necesita dejar de luchar porque está cansado y no lo hace de malo sino porque para él ya está, debe apagarse.

TRASPLANTE

- Trataría de explicarles que la muerte es la etapa final del ciclo de la vida, que es un hecho tan natural como nacer y también trataría de desdramatizar el proceso de morir. Sí instalos a acompañar con calidez y ternura este camino final y garantizar que haremos todo lo que esté a nuestro alcance para evitar al máximo el sufrimiento y procurar una muerte digna, finalmente ofrecería acompañamiento luego de haber llegado la misma.

> - El rol de familiares y amigos/compañeros tendría un lugar preponderante, aconsejaría el acompañamiento permanente, estimularía el contacto físico y la palabra confortante, la búsqueda de la mayor comodidad o confort posible, evitar el dolor y la tristeza como metas permanentes, insistiría en el dialogo con el paciente si este lo permite, en la búsqueda de actividades lúdicas, dándole jerarquía a lo que el paciente considere relevante o trascendente.

EMERGENCIAS

> - Los acompañaría en su dolor, pero les explicaría con ejemplos claros las circunstancias del paciente, su probabilidad de sobrevida, y su irreversibilidad.
>
> - No trato habitualmente este tipo de pacientes, pero en el hipotético caso, tendría un equipo relacionado con ética y con salud mental para abordarlo.

Hay 2 reflexiones que merecen considerarse aparte.

Al considerar una enfermedad avanzada, resulta esencial mantener una comunicación con el grupo familiar, sin despojarle de la esperanza de manera abrupta, haciéndoles comprender que es necesaria su participación, acompañamiento y también una comprensión razonada de lo que sucede en el devenir del paciente. Trasmitir que el agotamiento de las medidas de tratamiento se entremezclan con el protagonismo de las acciones paliativas, en especial de la palabra, el sostenimiento en conjunto, el manejo de los síntomas, el consejo y la valoración de lo realizado. El día de ayer se presentó a la guardia un paciente acompañado por la familia y traído en ambulancia; todos los familiares comentaron que el caso de carcinoma de pulmón había avanzado demasiado, que ya no había medidas de tratamiento que prolonguen la sobrevida y que quedaba poco tiempo de sobrevida. La información no implica necesariamente un reconocimiento. Frente a esta situación, fue traído insistentemente por la familia por síntomas de dolor. El esquema de morfina era inadecuado. Fue atendido en la guardia y se le explicó, luego de ver los estudios correspondientes que traían, que se le ofrecía el manejo paliativo. La discusión entre los miembros de la familia derivó en la conclusión que el hospital no tenía, no contaba con los insumos y que el

paciente todavía merecía una oportunidad. Decidieron trasladarlo a un hospital de alta complejidad. Es importante realizar esfuerzos para que situaciones similares no se repitan; pero para lograrlo son necesarias la información adecuada, la integración en el rol binomial equipo de salud y familia, la responsabilidad individual y la ayuda en todos los detalles.
(eticista)

Que estén con él, que lo ayuden a pensar nuevos proyectos....hace unos años se moría un paciente con miocardiopatía dilatada de origen isquémico, Marcelo, era un cura evangelista, la familia decía que le apasionaba dar consejos a los matrimonios en crisis, ayudarlos etc. Una enfermera le dijo que estaba mal con su pareja. Marcelo estaba con ventilación no invasiva y le acariciaba las manos, de a poco le pudimos retirar dicha ventilación no invasiva, cuando lo hacíamos, preguntaba por la enfermera, cuándo le tocaba volver a trabajar y así de a poco Marcelo salió adelante ayudando a nuestra compañera (que había fingido tener un problema con su pareja). A los familiares hay que decirles que le cuentes cosas lindas, aunque no sean verdad,
"-estoy laburando, me puse de novia con fulano, o me separé de fulano y ahora estoy feliz,,,,,, se encontró el perro del vecino, salió tal o cual crédito,,,,,, proyectos". Cuando uno pierde la salud, pierde los proyectos.
(intensivista)

Discusión

Los principales resultados del estudio son las siguientes:

Respecto a la eutanasia "activa", hubo división en la aceptación de la misma. Para quienes están a favor, se plantean cuestiones respecto a los términos "activa" y "pasiva" planteando algunos que no existe tal diferencia, siempre es "activa". Se la plantea como aceptable en ciertas situaciones bajo el concepto de "bien morir". Se remarca el poco acceso a los cuidados paliativos. Se deben respetar las decisiones individuales tomadas en libertad, con claridad de conciencia, y sin perjuicio para la comunidad. Debería participar el Estado asesorado por las sociedades científicas. Se plantean dudas operativas. Para quienes están en contra, lo consideran inmoral, simplista, culto a cultura de la muerte, no se respeta al individuo. Respecto a la diferencia moral entre eutanasia, abstención y retiro del soporte vital, las preguntas centrales planteadas son ¿qué hacer? ¿qué proporcionalidad aplicar? Las posturas a favor de establecer diferencias plantean la dignidad del agonizante por sobre el encarnizamiento. Que hay procesos súbitos y graduales en uno u otro caso que llevan a la muerte. Que los actos médicos no deberían ser desproporcionados, se debe buscar el beneficio y no malgastar recursos. Pero en otro aspecto se plantea que no hay diferencia moral entre abstención y retiro del soporte vital pues en ambos casos se persigue el mismo objetivo. Y que la diferencia con la eutanasia no es moral, es solo velocidad de instauración de la muerte. El real objetivo debe ser evitar futilidad y encarnizamiento defendiendo además la dignidad del paciente.

Respecto a acatar órdenes de NO reanimación muy generales, los profesionales tratantes, ¿deberían/ podrían discutir aspectos puntuales con los actores?, todas las opiniones van a favor de hablar dentro del equipo y con los familiares y los pacientes. Todas las situaciones son individuales y modificables.

Hay coincidencia unánime en que no se actúa (en general) de manera adecuada en las cuestiones del fin de la vida. Tener en cuenta que en los equipos puede haber heterogeneidad en sus integrantes, y por ende en las fortalezas y debilidades. Se señala la falta de capacitación en comunicación en general y en la temática específica en particular. Otras cuestiones como falta de recursos, no aceptación de la propia muerte, vacíos jurídicos, falta de trabajo en equipo, sobrecarga laboral se señalan como debilidades. Siendo las fortalezas: liderazgo, trabajo interdisciplinario, mayor cantidad de actividades científicas. Se señalan diferencias entre atención por equipos en cuidados generales, intensivos y paliativos.

¿Los cuidados paliativos pueden reducir los pedidos de eutanasia? Los defensores del SI argumentaron abordajes paliativos inadecuados, y que muchas veces comienzan en forma tardía. Los argumentos por el NO fueron tales como: los cuidados paliativos al aumentar la vida prolongan el sufrimiento, muchos pacientes solicitan eutanasia aún estando en un programa de cuidados paliativos, las solicitudes ocurren en países donde los cuidados paliativos funcionan adecuadamente, muchas solicitudes de eutanasia tienen que ver con la calidad de vida y no con necesidad de cuidados paliativos, son complementarios, necesidad de terminar con una vida indigna. En otro apartado se habla de la escasa accesibilidad a los cuidados paliativos en Argentina.

Los conceptos sobre muerte digna, cuidados paliativos, encarnizamiento terapéutico, enfermedad terminal o avanzada fueron adecuadamente tratados, y sin alejarse de las definiciones de "libro" los actores expresaron matices y diferentes miradas sobre estos conceptos, inclusive ejemplificando.

Los entrevistados en su totalidad conocen la ley de derechos de pacientes. En general acuerdan que esta ley en nada cambia la práctica médica que existía previamente, pero que sirvió para instalar este debate en la sociedad, aunque consideran que la discusión es superficial y efímera. Las "directivas anticipadas" están redactadas en forma muy genérica y no ayudan al médico a la toma de decisiones. Se remarca que se debe empoderar al paciente para que ejerza su autonomía. No se observan discrepancias según roles. Los emergentólogos plantean problemas de aplicación al no conocer previamente a los pacientes.

Respecto al paciente con enfermedad terminal o avanzada, ¿limitaría sus tratamientos? La respuesta por el SI fue unánime, pero con diferentes matices según la especialidad.

Las conductas al enfrentarse a situaciones del fin de la vida mostraron que no se actuó siempre de la misma manera. Ya sea por acumulación de experiencias, de formación, o por estar en diferentes contextos biográficos. No tomar decisiones que estén fundadas en creencias o puntos de vista propios, ni fundamentaciones basadas en la "calidad de vida" desde nuestro propio eje. No se aprecian diferencias por roles.

El abordaje de la bioética en general y de la muerte y otros aspectos vinculados a la misma en particular, NO están bien abordados en los estudios de grado en profesionales de ciencias de la salud, y se abordan un poco más (pero sin alcanzar un nivel óptimo) en las prácticas de posgrado.

La docencia en este tema, ¿es adecuada en nuestro medio?. La respuesta en general es que NO. Hay estudios estructurados (mediante asignaturas) en <u>grado</u> (con variantes desde diferencias entre escuelas públicas con currícula innovada y tradicional, y con carreras confesionales), y es muy inadecuada en los <u>posgrados</u>.

La mayoría de los encuestados realizó formación en bioética en forma autónoma durante el posgrado.

La investigación en Bioética es escasa (pero en aumento) aunque mucho es cuantitativo. Gran parte de las publicaciones tiene un formato de opiniones más que de indagación.

Respecto a la tensión generada por la necesidad de asignación de camas para cuidados paliativos versus pacientes críticos con chance de supervivencia, la mayoría de las respuestas se dan en el plano de la gestión con una planificación previa y asignando recursos para ambas situaciones, pero en la situación de tener que optar, los actores se inclinan por asignar el recurso cama al crítico con chances de sobrevida. No obstante, los discursos giraban centrados en "un sector de cuidados paliativos", no se hizo mención a que los cuidados paliativos puedan brindarse en cualquier cama. Se plantea la atención extra hospitalaria para cuidados paliativos. También se ha planteado que es una tensión inevitable. No hubo diferencias de opinión entre roles.

Acerca de cómo resolvería la tensión entre la asignación de un recurso de soporte vital (ventilación mecánica) que está en uso por un paciente terminal, frente a la necesidad y no disponibilidad de dicho recurso por un paciente crítico con chance de supervivencia, las respuestas estuvieron repartidas entre quitar y no quitar el recurso ventilación mecánica. En líneas generales hubo inclinación por no sacar, y fueron pocos los que (sin dudar o argumentando primero) lo retiran: los emergentólogos, un eticista, un intensivista y un profesional del trasplante. Un eticista plantea que el retiro es eutanasia. En general se plantea la dificultad para retirarlo (equipos de trabajo con diferentes ideas). Se acuerda que si se llega a esta situación es porque hubo un error en ventilar a un paciente terminal, o si no era terminal, porqué no se planteó el tema antes de que se transforme en urgencia institucional. Siempre debe haber discusión de equipo para que el médico en la guardia no decida en soledad.

Respecto al concepto principal en la respuesta de los 2 escenarios planteados, no debe haber preponderancia de conceptos sino que hay que lograr una síntesis entre lo ético, el conocimiento médico y la gestión de salud. Esto debería ser una tarea previa y de conjunto que la mayoría de las veces es difícil lograr ya que los conocimientos son dispares, los principios éticos difusos y la gestión en salud no siempre es ejercida por los más idóneos.

Sobre como asesoraría a familiares, amigos y compañeros del paciente con enfermedad avanzada, se debe mantener una comunicación con ellos haciéndoles comprender que es necesaria su participación, acompañamiento y también una comprensión razonada de lo que sucede en el devenir del paciente. Se deben identificar los lazos de interacción con el paciente enfermo para poder evaluar fortalezas y debilidades en los vínculos, potenciar las fortalezas y tratar de resolver las debilidades.

La discusión abordará los siguientes aspectos:

✓ Los cambios en la asistencia
✓ Los nuevos desafíos para los profesionales
✓ El profesional y la ética clínica
✓ El conocimiento de las definiciones
✓ Como deberían darse los procesos de asistencia
✓ La ley y las directivas de avanzada
✓ La abstención y el retiro del soporte vital
✓ La limitación del tratamiento de soporte vital
✓ Los tratamientos no beneficiosos, la futilidad
✓ Las percepciones por diferentes actores
✓ El abordaje de las familias
✓ Los procesos educativos
✓ Los cuidados paliativos y el entrenamiento de los profesionales

Al final de cada ítem, en cursiva, se describe un breve comentario que vincula la literatura citada con la idea central de dicho ítem en las entrevistas.

Los cambios en la asistencia

La muerte es una realidad cotidiana en el trabajo de los profesionales del equipo de salud, y la forma de vincularse con la misma ha sufrido modificaciones en el transcurso del tiempo (Kovács, 2008). En el siglo V la muerte era algo cotidiano, siendo percibida sin dramatismo (Aquino, 2010, 233), pasando a ser en el medioevo un fenómeno doméstico y romántico (Ariès, 1977), restringido a un íntimo círculo (familiares, amigos, vecinos, sacerdote), sin participación médica. Esa perspectiva, que perduró hasta el siglo XVIII transcurrió sin miedo a la muerte (Aquino, 2010, 289), pasando a despertar temor desde el siglo XIX (Aquino, 2010, 233). La evolución de la medicina redujo la mortalidad en el siglo XX, momento en que la muerte ocurrida en casa y en presencia de la familia fue paulatinamente dejando de ser aceptable (Luper, 2010), hoy prácticamente está confinada al hospital, en el que no es raro que el paciente se encuentre solo (Medeiros, 2008, 152; Howell, 2010, 1). En este nuevo siglo se observa una creciente tendencia de simplificación de los rituales relacionados con la muerte, como funerales más discretos y rápidos, un notorio aumento del número de cremaciones. Los profesionales tienen más exigencias y deben convivir con la idea de la "buena muerte" o muerte digna, lo cual también plantea en las instituciones de salud un reto para que posibiliten más comodidad y cuidados a sus pacientes terminales (Kovács, 2008).

En las nuevas formas de relación clínica con los pacientes intervienen factores que hace dos o tres décadas no existían, como ser la opinión del paciente sobre las decisiones que le afectan, la necesidad de distribuir los recursos sanitarios y considerar los costos económicos, la creciente y sofisticada tecnología médica y los avances de la investigación biomédica (Simón-Lorda, 1995, 583). Los pacientes cambiaron su rol pasivo por la participación activa en la toma de decisiones sobre su salud, y la familia participa aconsejando, acompañando o incluso sustituyendo en algunos casos la capacidad de decidir del paciente. Y se suma el administrador sanitario (público o privado) que gestiona los recursos y organiza la asistencia, condicionando inevitablemente las decisiones de la práctica. Este complejo modelo de atención genera numerosos conflictos éticos pues al tener en cuenta en las decisiones los valores de todos los individuos implicados, existirá inevitablemente disparidad de criterios generando conflictos más éticos que técnicos, pues lo que entra en conflicto son los valores de las personas (Sánchez González, 2007).

En la presente investigación se apoya el concepto de síntesis entre lo ético, el conocimiento médico y la gestión de salud.

Los nuevos desafíos para los profesionales

Un autor (Duarte-Mote, 2018, 304) plantea que en la actualidad hay una pérdida del sentido empático del profesional, por causas educativo/ formativas, laboral (institucionalización de la medicina) y por la mirada del propio médico como enfermo. La dependencia tecnológica de la medicina, y la sensación de frustración del profesional, explican el deterioro progresivo de la relación médico-paciente. Urge realizar cambios en cada uno de estos ítems para evitar que la medicina se convierta en una actividad despersonalizada, utilitarista, tecnificada, pero basada en estadísticas epidemiológicas.

No es fácil aceptar la muerte, por ser un acontecimiento multidimensional (médico, personal, cultural, religioso, legal, solidario –donación-) y el médico siente su falta de preparación para trabajar la cuestión cuando su paciente le revela el deseo de morir, lo cual empeora si ocurre un pedido de eutanasia (sea o no legal), lo cual lleva a los médicos a actuar de diferentes maneras, entre ellas considerar que el paciente está deprimido y proceder a medicarlo (Taboada, 2000, 101).

En la investigación hay coincidencia en que no se actúa (en general) de manera adecuada en las cuestiones del fin de la vida lo cual requiere mejorar la capacitación en grado y posgrado.

El profesional y la ética clínica

"La experiencia, el sentido común y el ser simplemente una buena persona no garantizan que sea posible identificar o resolver los problemas éticos que surgen en la práctica clínica".
(Bernard Lo, en "Aspectos éticos de la medicina clinica", en "Harrison – Principios de Medicina Interna")

La ética clínica fue desarrollada inicialmente como un análisis en pasos para finalmente justificar una toma de decisiones éticas clínicas, pero con el devenir de los hechos en la salud se observó que la dificultad para tomar decisiones clínicas es solo una parte de la compleja realidad que significa la relación médico-paciente. La teoría de los principios (de Beauchamp y Childress) es uno de los abordajes más simples (hay métodos más complejos) para analizar casos clínicos, pero ha habido varias críticas a dicho abordaje, presentándose otros enfoques alternativos (modelo de narrativa, de casuística y ética de la virtud) que hacen un enfoque desde la antropología (Meana, 2016, 26).

Dentro de la bioética, la ética clínica aborda los problemas éticos de la práctica clínica, problemas complejos, variables, y frecuentes (Sánchez-Gonzaléz, 2015, 66). Si bien la formación en bioética es fundamental para el adecuado abordaje por parte de los clínicos, algunos autores proponen la presencia de expertos (comités de ética asistencial) para ayudar a resolver determinados conflictos, afirmando que la bioética clínica es una disciplina práctica, orientada a dar respuesta a problemas concretos, por lo que su desarrollo es necesario para mejorar la toma de decisiones ante estos complejos problemas, inevitables en la asistencia sanitaria.

Los problemas de ética clínica se han incrementado en las últimas décadas (Simón-Lorda, 1995, 583; Simón-Lorda, 2001, 99). En la práctica clínica actual es habitual que existan conflictos éticos, porque entran en juego los valores de los médicos, de los pacientes, de sus familias, de las instituciones y/o de la sociedad, lo cual es una consecuencia inevitable de vivir en sociedades plurales y tolerantes con diversidad de valores. Por tanto los problemas de ética clínica son frecuentes por la idiosincrasia de la medicina clínica actual, en la que las decisiones no son unidireccionales y los conflictos de valores son comunes (Herreros, 2010, 404).

En un artículo publicado sobre los conflictos éticos intrahospitalarios que tienen más importancia para los clínicos en el entorno español, figuran entre los primeros lugares aspectos éticos como los problemas de información o confidencialidad, la toma de decisiones con pacientes incapaces, el consentimiento informado, los problemas socio-sanitarios, los problemas por desacuerdo con el ingreso o el alta del paciente, los conflictos con los familiares o las diferencias con el paciente sobre su tratamiento (no aceptación del tratamiento o solicitudes no ajustadas a *lex artis* -_prácticas médicas aceptadas generalmente como adecuadas-) (López-Soriano, 2007, 50).

La participación del médico atendiendo enfermos en áreas que a su vez son potencialmente causas de más problemas éticos, motiva que deba identificar, reflexionar y tratar de solucionar dichos conflictos mediante cursos de acción que reduzcan los problemas de los pacientes y del sistema de salud. Áreas y situaciones que dan cuenta de lo expresado son la geriatría (surgen más problemas éticos con el aumento de la expectativa de la vida y la eventual discapacidad), la oncología y los cuidados paliativos, las enfermedades de transmisión sexual (en especial el SIDA), la prolongación de la vida de enfermos crónicos, con aumento de su comorbilidad aumentada, el aumento de la demanda en los servicios de urgencias, lo cual plantea problemas médicos y organizativos (Garrido Sanjuán, 2008, 231).

Por otro lado el médico internista ocupa un lugar central en los procesos formativos de grado y postgrado que se llevan a cabo en los hospitales, debiendo también brindar ejemplo en la formación en actitudes éticas, discutiendo con los estudiantes potenciales problemas éticos y formas de abordaje (Garrido Sanjuán, 2008, 231).

El médico internista ocupa un rol central en el medio sanitario más tecnificado: el hospital. En este medio debe lograr que la tecnología esté siempre al servicio de enfermos y profesionales y no al del empresario. Su formación y visión integral de la persona enferma debe permitirle discutir con el resto del equipo de salud decisiones acerca de no instauración o retirada de medidas terapéuticas (o métodos diagnósticos), dentro del concepto de limitación del esfuerzo terapéutico, para evitar conductas desproporcionadas y "encarnizamiento/ obstinación terapéutica", conductas que llevan a no cumplir el principio de no maleficencia (Garrido Sanjuán, 2008, 231).

El conocimiento de los principios es fundamental, pero no alcanza; debe haber capacitación, discusión en equipo, lectura, simulaciones.

El conocimiento de las definiciones

Un tema clásico vinculado a las enfermedades irreversibles o terminales es el de la eutanasia, pero existe una situación mucho más frecuente y que genera sufrimiento innecesario, la llamada "distanasia", definida como el uso no suficientemente justificado de tratamientos que deterioran la calidad de vida peor aún que la propia enfermedad. No es raro entonces que la distanasia sea una de los motivos por las que se solicita en algunos países la eutanasia. El término distanasia indica el uso en el proceso de morir de tratamientos que solo logran prolongación de la vida biológica del paciente. Términos tales como encarnizamiento terapéutico u obstinación terapéutica definen la misma situación. Los profesionales deben tener la obligación de detectarlos y evitar que los mismos continúen, explicando y haciendo ver el hecho a los familiares en caso de que los mismos tengan una actitud de prolongación de esa vida a cualquier costo y por cualquier medio con una falsa esperanza. De persistir la discrepancia entre criterio médico y familias se debe dar tiempo a la reflexión empleando comunicación, siempre con argumentación, para evitar crear mayor sufrimiento a la familia. Es fundamental buscar el momento más adecuado para la interrupción de estos tratamientos, siempre que la decisión sea consensuada y esté clara (Garrido Sanjuán, 2008, 231).

Tener presente la premisa que es moralmente aceptable no iniciar determinados tratamientos o retirar tratamientos ya iniciados (abstención y retiro), tanto por su futilidad técnica como por los deseos de los pacientes. Tener este pensamiento claro, evitará que los profesionales sean rehenes de los "avances científicos".

Un estudio analiza las concepciones de 27 enfermeros (Amorim Biondo, 2009, 1) que actúan en la unidad de cuidados críticos o intensivos (UCI) de un hospital universitario, en Brasil, sobre distanasia, ortotanasia (buen morir) y eutanasia y caracteriza las posibles implicaciones en la asistencia. Ningún enfermero supo explicar la eutanasia, la mitad ofreció un concepto de distanasia y apenas un tercio la ortotanasia. Del total, 65.39% reconocen alguno de esos procesos en su práctica diaria, 25.9% afirman que no creen que el enfermero pueda contribuir sabiendo esos conceptos y su aplicabilidad, 82.36% relataron que es importante saber los principios bioéticos, sin embargo solamente 14.81% supieron citarlos. El fundamento para actuar profesionalmente, entre los enfermeros, no fue homogéneo y el conocimiento acerca del tema todavía es limitado.

En la presente investigación las definiciones fueron adecuadas, y aportaron diferentes miradas, no obstante se reconoce una disonancia y heterogeneidad entre el concepto y la práctica.

Como deberían darse los procesos de asistencia

En la tarea asistencial cotidiana, y en especial en el proceso de fin de vida, no siempre se debe (valoración moral) hacer todo lo que se puede (posibilidad técnica). Al tratar pacientes en situación terminal a veces es difícil decidir a partir de qué momento algunos tratamientos son desproporcionados para no caer en encarnizamiento terapéutico, práctica que no respeta el principio de no maleficencia. Hay un proceso a seguir que incluye las preguntas ¿cuál es el nivel o tipo de tratamiento del que se está hablando?, ¿cuál es la situación biológica del paciente?, ¿cuáles son sus deseos? (Garrido Sanjuán, 2008, 231).

Antes de responder a la pregunta sobre los deseos del paciente, el médico debe valorar la competencia de ese paciente y proporcionarle una información adecuada, pues el paciente competente y correctamente informado es quien debe decidir si un determinado procedimiento diagnóstico o terapéutico es ordinario o extraordinario para él (tomando en cuenta sus propios criterios) y por tanto puede aceptarlo o rechazarlo. Es fundamental establecer un pronóstico correcto en el paciente terminal (aunque sea difícil). Lo proporcionado o desproporcionado de las decisiones diagnósticas y terapéuticas es diferente en el paciente en el que se espera una supervivencia de semanas a meses, con respecto a un enfermo preagónico (días a semanas), o a un enfermo agónico (horas o días) (Garrido Sanjuán, 2008, 231).

El término "encarnizamiento u obstinación terapéutica" se aplica a la prolongación innecesaria de los medios de soporte vital, aunque puede aplicarse a otras situaciones, que no sean terminales pero sí irreversibles donde se emplean tratamientos para intentar revertirlas sin considerar la calidad de vida (siempre subjetiva y definida por el paciente). Varios motivos conducen a estas situaciones: el convencimiento por parte de los profesionales y/o de las familias de que la vida biológica en sí misma es el máximo valor a preservar, considerar más los aspectos científicos de la enfermedad que a la persona enferma, no reconocer el derecho del enfermo o sus representantes a rechazar tratamientos que les prolongue el proceso de muerte, el uso inadecuado de datos técnicos por sobre el pronóstico, dando un valor exagerado al concepto que "en medicina raramente se puede hablar con certeza", etc. Las frases populares "mientras hay vida hay esperanza" o "hagan ustedes todo lo humanamente posible" sintetizan estos argumentos mencionados (Garrido Sanjuán, 2008, 231).

El terreno de las decisiones contrarias al encarnizamiento terapéutico es muy cercano al internista en el hospital, sobre todo en las decisiones vinculadas a enfermos en contacto con intensivistas, oncólogos, etc. Se deben asumir como objetivos de la medicina de este milenio no sólo mejorar la salud biológica de los pacientes sino además conseguir el alivio del dolor y sufrimiento o el acompañamiento en su proceso de muerte (Garrido Sanjuán, 2008, 231).

Debe insistirse en la instauración de las instrucciones previas, en las que el internista puede tener también un rol central para reducir estos problemas de tratamientos desproporcionados.

Está muy clara la visión de la integralidad de la persona en el proceso salud- enfermedad- atención, debiendo abordarse a la misma no solo desde aspectos biológicos sino también biográficos.

La ley y las directivas de avanzada

El derecho que se pone en juego a través de las decisiones que involucran la muerte digna es el de disponer del propio cuerpo; es un derecho a permitir morir en paz. No consiste ni en dejar ni en hacer morir; y para ello deben respetarse las distintas cosmovisiones sobre la noción de calidad de vida. Deben evitarse tanto la medicalización, como la judicialización de los procesos del morir y de la muerte; para que las decisiones en los finales de la vida sean sólo consistentes con las creencias y valores de los sujetos involucrados directamente, no agravando innecesariamente su sufrimiento, ni el costo social, sin interferencias y con plena promoción de la autonomía y dignidad personales.

(Maglio, 2015, 1)

Respecto a Instrucciones previas o testamentos vitales, las mismas no son más que una manifestación del proceso de consentimiento informado cuando el paciente ya no es capaz de decidir. Su objetivo es preservar la autonomía de los pacientes en esos momentos, facilitando que los médicos sepan lo que el paciente hubiera deseado en una situación como esta en la que él ya no puede expresarlo. En Argentina se cuenta con la ley 26529 (http://www.uba.ar/archivos_secyt/image/Ley%2026529.pdf) acerca de "Derechos del Paciente en su Relación con los Profesionales e Instituciones de la Salud", del año 2009, cuyos conceptos básicos se resumen en los 2 ítems siguientes:

Autonomía de la Voluntad: El paciente tiene derecho a aceptar o rechazar determinadas terapias o procedimientos médicos o biológicos, con o sin expresión de causa, como así también a revocar posteriormente su manifestación de la voluntad. Los niños, niñas y adolescentes tienen derecho a intervenir en los términos de la Ley N° 26.061 a los fines de la toma de decisión sobre terapias o procedimientos médicos o biológicos que involucren su vida o salud;

Directivas anticipadas: Toda persona capaz mayor de edad puede disponer directivas anticipadas sobre su salud, pudiendo consentir o rechazar determinados tratamientos médicos, preventivos o paliativos, y decisiones relativas a su salud. Las directivas deberán ser aceptadas por el médico a cargo, salvo las que impliquen desarrollar prácticas eutanásicas, las que se tendrán como inexistentes.

Cuando se habla de directivas anticipadas en general, se está pretendiendo que las personas "sanas" expresen sus deseos para el fin de la vida y elaboren documentos de instrucciones previas. Analizado reflexivamente, es muy declamativo pero en la práctica poco útil. Pero hay otro escenario donde es muy importante este concepto, en 3 situaciones: el de las personas con enfermedades crónicas (ejemplo: enfermedad obstructiva crónica evolucionada), las enfermedades degenerativas progresivas, en especial las neurodegenerativas (ejemplo: enfermedad de Alzheimer) y los enfermos oncológicos. Cualquiera de las enfermedades mencionadas, entre otras, condicionan que las personas afectadas tengan contactos reiterados, y a veces muy prolongados, con el sistema de salud. La relación con los médicos de atención primaria y con los especialistas, especialmente internistas, es una oportunidad a no perder para conversar de sus deseos en caso de producirse situaciones adversas futuras. Estas situaciones ya no serán inespecíficas ni generales como lo es la firma del documento de instrucciones anticipadas por una persona sana, sino que son definibles con detalles específicos. Es la descripción de estas situaciones concretas la que da mucho más valor a la voluntad de estas personas. Las competencias del internista deben incluir la capacidad de informar, comunicar y facilitar la planificación anticipada de las decisiones en estos grupos de pacientes (Garrido Sanjuán, 2008, 231).

Las intervenciones al final de la vida deben basarse en la comprensión por consenso de los deseos del paciente. Los documentos escritos respecto a la decisión de no reanimar no siempre se entienden. Una investigación (Mirarchi, 2017, 51) llevada a cabo para interpretar los documentos y evaluar el impacto de videos que apoyen al texto se llevó a cabo encuestando a 1366 docentes y médicos residentes en instituciones con programas de educación médica de posgrado en medicina de emergencia, medicina familiar y medicina interna, en 9 escenarios hipotéticos. Solo en 2 escenarios se logró amplio consenso entre los respondedores. En el resto, el video logró una mejoría de la interpretación, mejorando el consenso en 2 escenarios más. Los autores concluyen que para la mayoría de los escenarios, no se logró un consenso para el estado del código y las decisiones de resucitación, y la adición de videos produjo impactos significativos.

Hay acuerdo en que la ley no ha aportado "nuevo conocimiento" y que las directivas generales pueden quedar descontextualizadas en el momento de la situación crítica. Que es poco común la elaboración de documentos generales y también de los específicos al conocerse la enfermedad. Y todos acuerdan en rediscutir con pacientes y familias la nueva situación en caso que haya un documento escrito.

La abstención y el retiro del soporte vital

Se estudió la influencia de la abstención y retiro del soporte vital en la muerte ocurrida en un servicio de Terapia Intensiva durante un período de 32 meses (Gherardi, 2006, 237). Sobre 2640 pacientes ingresados se registró la conducta terapéutica en 548 pacientes muertos, clasificando la misma en cinco categorías: (i) tratamiento completo, (ii) tratamiento completo con orden de no resucitación (ONR), (iii) abstención de soporte vital, (iv) retiro de soporte vital y (v) muerte cerebral. Hubo limitación terapéutica de soporte vital en el 45.6% (n= 250) con un predominio importante de la abstención (ONR y abstención) en el 32.6% respecto del retiro de soporte vital (13%). Del estudio comparativo con otras estadísticas surge el hallazgo de un porcentaje global de limitación terapéutica media cercana a comunidades con una cultura similar, aunque con una incidencia de retiro (8.2%) manifiestamente inferior a la registrada en todos los países cualesquiera fuera su actitud frente a la necesidad de establecer diversos grados de control sobre el recurso tecnológico en el paciente crítico.

Se encuestaron 130 profesionales de 5 unidades de Terapia Intensiva en Argentina (Valdez, 2009, 1). El 86.92% considera que la abstención (A) y/o retiro (R) de los métodos de soporte vital implica límites en la atención médica, el 63.07% piensa que A y R no son equivalentes. El 78.46% no consigna en las historias sus decisiones. El 36.92% no discute con el resto del equipo sus decisiones. Las variables más relacionadas con A y R son: irreversibilidad del cuadro agudo (80.76%) e ineficacia de medidas terapéuticas (70.00%). A es más frecuente que R (47.69% y 40.76%). El 24.61% consensúa con la familia. El 31.53% investiga preferencias previas del paciente. Los R más comunes son: suspensión de inotrópicos (50.00%) y de la ventilación mecánica (36.92%). El 15.38% está a favor de la eutanasia. De las variables mencionadas, no se hallaron predictores a favor de la eutanasia en el modelo multivariado. No se hallaron diferencias a favor de eutanasia entre centros, ni entre médicos versus enfermeros, ni entre médicos experimentados versus en formación (p 0.05 o más en todos los casos). La antigüedad en terapia intensiva no fue predictora de eutanasia en el análisis de regresión lineal (p 0.6110).

Se genera tensión, los profesionales se sienten más cómodos en la abstención que en el retiro, aunque algunos consideren que retirar es eutanasia. Para algunos la abstención, el retiro y la eutanasia es lo mismo pues no cambian las consecuencias. El tiempo para las despedidas o para solucionar otros problemas puede marcar la diferencia.

La limitación del tratamiento de soporte vital

La limitación del esfuerzo terapéutico (LET) o limitación de tratamientos de soporte vital (LTSV) son prácticas habituales en los pacientes hospitalizados, en especial en cuidados críticos, pero la manera en que se llevan a cabo en los servicios de medicina interna es poco conocida (Solís, 2013, 50). Se realizó un estudio observacional retrospectivo de seis meses en el Servicio de Medicina Interna del Hospital Universitario Fundación Alcorcón (García Caballero, 2016, 70). Se incluyeron todos los pacientes fallecidos y analizan entre otras variables: edad, deterioro cognitivo, comorbilidades, enfermedad terminal, situación de terminalidad (según los criterios de la Sociedad Española de Cuidados Paliativos –SECPAL-: 1- presencia de enfermedad avanzada, progresiva, incurable; 2- falta de posibilidades razonables de respuesta al tratamiento específico; 3- presencia de numerosos problemas o síntomas intensos, múltiples, multifactoriales y cambiantes; 4- gran impacto emocional en paciente, familia y equipo terapéutico, muy relacionado con la presencia, explícita o no, de la muerte; 5- pronóstico de vida inferior a 6 meses - http://www.secpal.com/%5C%5CDocumentos%5CPaginas%5Cguiacp.pdf-), y sedación terminal. Se denominó LET general a: órdenes de "no resucitación" (ONRCP), no ingreso en UCI y "medidas agresivas". Las LET específicas fueron las realizadas sobre una medida concreta. Hubo un total de 2007 pacientes ingresados, la mortalidad global fue 10.5%. Los pacientes fallecidos tenían: edad media 85 ± 9 años, el 50% vivían en residencia y el 99.5% de los ingresos provenían de Urgencias. Casi el 50% eran pacientes terminales. Las principales causas de ingreso fueron: infecciones y enfermedad cardiovascular, siendo las mismas las causas del óbito. Al 83.3% de los fallecidos se les realizó LET, siendo las más frecuentes la "ONRCP", "no maniobras agresivas" y no ingreso en UCI. Se inició sedación en la agonía en el 50.2%. El estudio muestra que hubo LET en el 83.3% de los óbitos y que el 50% eran pacientes terminales o con criterios de terminalidad. Respecto a la terminología, en los servicios se tiende a usar cada vez más el término LTSV en lugar de LET, aunque existen comunidades que han elaborado documentos de "cuidados al final de la vida" donde utilizan el término LET. En este estudio, las "ONRCP" y "no realización de medidas agresivas" fueron las más frecuentes decisiones de LTSV. En relación con los servicios de medicina interna, los pacientes tienen mayor edad, comorbilidad, demencia avanzada, institucionalización, enfermedad terminal y terminalidad. El concepto de "medidas agresivas" no está bien definido, aunque se incluyen en él el ingreso en unidades de cuidados intensivos y la realización de maniobras de RCP, aunque existen otras medidas que no están bien definidas. La decisión de LTSV debe quedar registrada en la historia clínica para ayudar a mejorar la calidad asistencial del paciente, de la familia y equipo de guardia, ayudando al médico intensivista en la toma de decisiones respecto al "no ingreso o reingreso en UCI".

Un estudio realizado en España en 39 UCIs en 2011 (Rubio, 2018, 24) fue llevado a cabo para determinar la frecuencia de las limitaciones en las técnicas de soporte vital (LTSV) en la admisión, factores asociados y supervivencia a los 30 días. Se reclutaron 3042 pacientes (edad 62.5 ± 16.1 años). La mayoría de las UCI (94.8%) admitieron pacientes con LTSV, pero solo 238 pacientes (7.8%) tuvieron LTSV en el ingreso en la UCI; este grupo tuvo una mayor mortalidad en la UCI (44.5 versus 9.4% en pacientes sin LTSV; $p < 0,001$). La regresión logística identificó las siguientes variables relacionadas con factores asociados con LTSV en el ingreso en la UCI: edad, motivo de ingreso, riesgo de muerte y estado funcional. En pacientes con LTSV en el ingreso en la UCI, la supervivencia a 30 días fue del 38%. Factores asociados a la supervivencia fueron la edad, la causa de ingreso, el riesgo de muerte y el número de razones para LTSV en el ingreso en la UCI.

Las LTSV son comunes en unidades de cuidados intensivos (UCI) en todo el mundo (Sprung, 2003, 790; Ho, 2004, 781; Lesieur, 2015, 56; Prendergast, 1998, 1163; Azoulay, 2009, 623). Algunos la consideran un indicador de calidad (Martin, 2008, 23).

Las LTSV se aplican en 13 a 34% de todos los pacientes ingresados en UCI (Jensen, 2011, 344; Ferrand, 2001, 9; Yazigi, 2005, 562; Esteban, 2001, 1744) y en 40 a 90% de los pacientes que murieron en UCI (Eidelman, 1998, 162). LTSV se asocian con alta mortalidad (Sprung, 2003, 790; Lautrette, 2015, 1763; Curtis, 2010, 1347). Lautrette et al. (Lautrette, 2015, 1763) ha encontrado LTSV en 13% de los pacientes (abstención en 39%, no aumento de los mismos en 26%, y retiros en 35%); la mortalidad a 30 días fue del 35% en abstención, 73% en no aumento y 94% en aquellos en los que se retiró el tratamiento. Otro estudio reportó 89% y 99% de mortalidad respectivamente para abstención y retiro (Curtis, 2010, 1347).

El estudio Ethicus (Sprung, 2003, 790) de las prácticas al final de la vida en Europa en UCI encontraron que los criterios para decidir los LTSV eran edad del paciente, diagnósticos, estancia en la UCI, y factores geográficos y religiosos. En un gran estudio, Azoulay et al. (Azoulay, 2009, 623) encontró que una mayor proporción de enfermeros por cama se asoció con una mayor incidencia de LTSV, mientras que la disponibilidad de un servicio de urgencias en el mismo hospital, a tiempo completo con presencia de intensivistas, se asoció con una disminución de la incidencia de LTSV.

En pacientes oncológicos, las LTSV tempranas están relacionadas principalmente a la progresión del cáncer y las etapas funcionales (Meert, 2012, 107).

Godfrey et al. (Godfrey, 2012, 2082) informaron que el 3.2% de los pacientes fueron ingresados en la UCI con órdenes de abstención del soporte vital; la mitad de estos sobrevivieron la estancia en la UCI, y un tercio fueron dados de alta a domicilio.

Un estudio realizado en 2014 en España (González-Castro, 2016, 262) mediante encuesta a 70 profesionales (médicos y enfermeros) acerca de conocimiento e información que los encuestados tenían de limitación de tratamientos de soporte vital (LTSV) mostró que el 98% de los encuestados estaban a favor de la misma, aunque el 28% lo consideraban un tipo de eutanasia (activa o pasiva) y el 77% no consideraban lo mismo no iniciar un nuevo tratamiento que retirar un tratamiento ya instaurado. Fue llamativo el desconocimiento de que las siguientes medidas representaban diferentes niveles asistenciales: no ingreso a la UCI, órdenes de no resucitación cardiopulmonar, medidas condicionadas y no iniciar medidas invasivas. El 52% consideró que la decisión de realizar LTSV debía ser tomada en consenso por un equipo multidisciplinario. La ventilación mecánica fue la medida más votada para retirar en último lugar con 78%.

Sintetizando los resultados de estas investigaciones, se aprecia que si bien la limitación del esfuerzo terapéutico es una medida bastante aceptada, al momento de implementarla los profesionales prefieren abstenerse de aplicar medidas en lugar de retirar el soporte vital, en muchos casos considerado como eutanasia por los mismos. Los criterios de limitación del esfuerzo terapéutico no son uniformes en los diferentes estudios.

Este hecho en nuestro medio está más vinculado a las áreas cerradas que a la sala general, y es de difícil implementación en los pacientes oncológicos.

Los tratamientos no beneficiosos, la futilidad

No estamos en contra de la tecnología, que por cierto ha salvado y salvará con éxito muchas vidas, sino en contra de su endiosamiento al ocupar el lugar del acercamiento humano, de ese encuentro singular e irrepetible con el paciente que se está muriendo. Estamos en contra de la aparatología que nos aleja de él en el momento más trascendentalmente reflexivo de la vida.
(Maglio, 2017, 75)

Se realizó un metaanálisis de 26 artículos (White, 2017, 139) con el objetivo de identificar a las personas que se acercan al final de la vida por medio de la pregunta "¿Te sorprendería si este paciente muriera en los próximos 6-12 meses?" (Thomas, 2016; Lynn, 2005, 14), cuyo uso rutinario podría ayudar a identificar pacientes que podrían beneficiarse de los servicios de cuidados paliativos. Había 25718 predicciones de supervivencia realizadas en respuesta a dicha pregunta. En el metanálisis, el nivel de precisión agrupada fue del 74.8%. Los médicos parecían ser más precisos que las enfermeras al reconocer a las personas en el último año de vida y la pregunta fue más precisa en el sector de oncología con 76.1%.

Los tratamientos no beneficiosos (TNB), denominados como futilidad, repercuten en pacientes, en profesionales y en el sistema sanitario en su conjunto y son inefectivos por definición, puesto que la relación costo/beneficio es nula (Huynh, 2013, 1887), pudiendo afectar a casi el 10% de los pacientes atendidos en UCI. Las recomendaciones "no hacer" de *Choosing* *wisely* (http://www.choosingwisely.org/societies/critical-care-societies-collaborative-critical-care/), incluyen un apartado a este respecto, aunque existe una importante variabilidad en su aplicación (Mark, 2015).

Se realizó una encuesta a médicos y enfermeros de áreas de pacientes agudos en 11 centros de Canadá (Downar, 2015, 270), con el objetivo de explorar si perciben los TNB como un problema, generar una definición aceptable, conocer sus causas y las vías para evitarlos o resolverlos. Se analizaron 688 encuestas (que representaron el 61% de respondedores; 74% eran enfermeros). Las definiciones de TNB más aceptadas, de 7 propuestas y más de 80% de acuerdo fueron: A) Tratamientos que podrían resultar casi con certeza en una calidad de vida que el paciente había considerado no desear previamente y B) Tratamientos que no son consistentes con los objetivos de cuidados indicados por el paciente. Causas consideradas (90% de acuerdo), de 9 propuestas: falta de entendimiento de las limitaciones del tratamiento o falta de aceptación de un mal pronóstico por parte de las personas que deberían tomar las decisiones subrogadas. Más del 80% lo percibían como un grave problema para todas las partes implicadas, y como soluciones, de 6 propuestas, se apuntaron la necesidad de planificación previa de los cuidados (92%) y el entrenamiento y formación en comunicación de los profesionales (88%). El estudio aporta una definición de TNB y señala que las actuales estrategias para resolver el problema no parecen adecuadas. Las razones por las que se considera un TNB serían: la muerte es inminente y el tratamiento puede no tener efectos (futilidad fisiológica); el paciente nunca podrá sobrevivir fuera de la UCI (futilidad cualitativa); el tratamiento no podrá cubrir los objetivos de los pacientes; la carga de tratamiento sobrepasa con creces los beneficios. A este respecto, el colectivo de enfermería puede ser el más afectado por los TNB a nivel personal, laboral y profesional, siendo conveniente su participación en las discusiones y la comunicación sobre este problema. Tal como es valorado en estudios similares (Anstey, 2015, 51), la planificación de los cuidados y límites de los tratamientos por adelantado y la adecuada formación en comunicación de los profesionales pueden mejorar la toma de decisiones compartida, y parecen ser las mejores soluciones. Sin embargo, el conocimiento de los profesionales sobre las recomendaciones para evitar TNB o innecesarios no parece estar muy extendido.

La futilidad es muy común y multifactorial. Capacitar en grado y posgrado, presencia de los comités de bioética en ámbitos hospitalarios con planes de capacitación sobre casos, trabajo en equipo interdisciplinario, decisiones institucionales para que los comités tengan relevancia puede contribuir a reducir o reflexionar sobre la misma, o al menos ponerla en agenda.

Las percepciones por diferentes actores

Se estudió en Chile (León, 2009, 759) la percepción de los pacientes acerca de los problemas éticos en 88 sujetos de 65 años (48% mujeres), ingresados en un hospital público y 44 sujetos de 59 años (52% mujeres) admitidos en una clínica privada. Los principales temas tratados fueron la gestión de la información médica, la participación en la toma de decisiones y la intimidad de los pacientes. Los resultados hallados fueron: 53% de los pacientes percibieron al menos un problema ético (especialmente en las áreas de comunicación e intimidad). Pacientes ingresados en el hospital público perciben más problemas de comunicación e intimidad que en una clínica privada.

En 3 trabajos, los problemas éticos más frecuentemente reportados fueron: para Lo (Lo, 1981, 1062) mantención de tratamiento, consentimiento informado, entrega de información, relaciones entre médicos y recursos limitados. Para Pérez (Pérez, 1998, 1239): nivel de información, tiempo de atención y uso del tiempo de atención. En tanto que para Hurst (Hurst, 2005, 7): paciente incurable, situaciones con otros médicos, autodeterminación del paciente y proporcionalidad de tratamiento.

Se entrevistaron 26 profesionales (médicos, enfermeros, técnicos, kinesiólogos) de una unidad de atención respiratoria en un hospital de Chile (Bello, 2009, 91) acerca de percepciones y actitudes ante pacientes terminales. Los médicos focalizan su acción en el manejo sintomático, medidas de confort, sin acciones orientadas a la familia. Las enfermeras, además, dan soporte emocional y espiritual, con informes a las familias. Los técnicos paramédicos dan apoyo afectivo y espiritual a los pacientes. El 50% se siente competente en poseer recursos emocionales para enfrentar las responsabilidades con el paciente y sus familias. Por lo general expresan que en el fin de la vida el hecho de evitar el aislamiento y aliviar el sufrimiento, dando soporte psicosocial y espiritual es tan importante como los medicamentos, aunque hay una minoría de médicos y enfermeras con enfoque paternalista que predomina sobre la autonomía. Los sentimientos que se generan en el personal frente a un enfermo terminal son afecto, preocupación, protección, compasión y tristeza, con sensación de impotencia, y/o aumento de la ansiedad e incertidumbre cuando el paciente es joven. Al proyectar su propia muerte, hay unanimidad en el resguardo de la privacidad, considerando que la muerte es un acto íntimo, privado y personal. Respecto a la valoración de la atención en el paciente premortem, se autocalifican entre bueno y muy bueno, y nadie considera haber llegado a la excelencia. Los médicos la calificaron entre regular y buena. Consideran como fortaleza a la información oportuna y atenta a la familia cuando el paciente está internado. A su vez consideran como debilidad la actitud fatalista y resignada de que "no hay nada más que hacer", más la adopción de múltiples e innecesarias acciones médicas para prolongar la vida. Un 20% evalúa como regular el servicio que se da a los familiares en duelo.

Con el objetivo de describir la percepción de los estudiantes de medicina y médicos sobre una buena muerte (de Morais, 2016, 108), se encuestaron 398 personas (50% estudiantes y 50% profesionales): el 74% de los médicos prefirió morir en un hospital, y el 74% de los estudiantes en su casa. Probablemente el contacto con la muerte durante el ejercicio profesional justifique esa diferencia, por la naturalización de la muerte, por la importancia que los profesionales atribuyen al control de la misma, destacando su preocupación por no ser una carga para terceros, ponderación que puede hacer el médico dado que es quien conoce las situaciones en las que el paciente puede generar una carga para la familia (aunque involuntariamente), sumado a la mayor edad que los estudiantes, lo cual agrega tiempo de experiencia.

Existen factores que pueden influenciar la preferencia de fallecer en casa, como ser la presencia o ausencia de dificultades financieras, el apego al ambiente familiar y el posible miedo al ambiente hospitalario, que favorecen esa elección (Baider, 2007, 94).

Los valores humanos también son factores explicativos. Quienes priorizan valores sociales (individuos dirigidos a la interacción, a la convivencia con los otros y al cumplimiento de las normas sociales) optan por morir cerca de los amigos y familiares; en cambio quienes priorizan valores personales (más encaminadas hacia sí, sus realizaciones, deseos y metas individuales) escogen el hospital como mejor lugar para morir (Morais, 2012).

Un estudio acerca de la interpretación de muerte digna (Hirai, 2006, 140) investigó los conceptos de pacientes terminales, familiares y equipo médico. Para la mayoría de los participantes esta era entendida como la capacidad de tener 1) control del dolor y de los síntomas; 2) buena relación con la familia y bienestar ambiental; y 3) buena relación con el equipo médico.

Otro estudio (Mularski, 2005, 280) en familiares de pacientes en fase terminal internados en la unidad de cuidados críticos interpreta que los cuidados en la fase final de la vida incluyen dignidad, apoyo, respeto, paz y control del paciente

Otra investigación (Santana, 2010, 324) mostró que los enfermeros de la unidad de cuidados críticos consideran importante la presencia de un familiar en la fase final del proceso de morir, así como la disponibilidad de apoyo espiritual cuando sea posible.

Respecto a percepción comunitaria, se relatan 2 experiencias de opiniones sobre temas bioéticos en la comunidad, en 2 grupos etarios diferenciados.

Se encuestaron 127 personas mayores de 18 años de la comunidad del área de influencia hospitalaria (Valdez, 2009, 10). El promedio de edad fue de 36.59 ± 0.99 años. El 63% de los encuestados aceptaría tratamiento invasivo (p 0.004) y el 66% no firmaría anticipadamente órdenes de no reanimación ante un cuadro crítico con enfermedad terminal.

Se estudiaron 848 adolescentes de 13 escuelas públicas de enseñanza media del área de responsabilidad de un hospital del Gobierno de la Ciudad Autónoma de Buenos Aires (Valdez, 2017, 1). El 46% desea que le implementen todo tratamiento posible, el 30% firmaría una orden de no reanimación, el 81% acepta la eutanasia. No hay diferencias de aceptación de la eutanasia entre católicos y no creyentes (p 0.30).

La mayoría de las publicaciones en bioética son de orden normativo o filosófico, con escasas investigaciones, siendo la mayoría de las mismas encuestas de opinión o percepción de los profesionales. Existen pocos ejemplos de investigaciones sobre percepciones de personas sanas en la comunidad.

Las múltiples miradas sobre el proceso son fundamentales, tanto a nivel de población sana, de pacientes, de diversos profesionales del equipo de salud, de los estudiantes, de las familias, y de los que están en la gestión institucional.

El abordaje de las familias

Un estudio cualitativo (Li, 2018, 699) indagó acerca de cómo toman las decisiones los familiares de pacientes críticos con enfermedades crónicas. En reuniones con 51 familias, los miembros percibieron su papel de cuatro formas principales: voz del paciente, defensor del paciente, defensor de los demás y defensor de uno mismo. Su toma de decisiones se caracterizó por equilibrar los objetivos, compartir su rol, mantener la perspectiva, recordar experiencias anteriores, encontrar fuentes de fortaleza y hacer frente a diversas cargas. Los miembros de la familia adoptan un enfoque multifacético a medida que participan en la toma de decisiones. Comprender cómo los sustitutos perciben y actúan en sus roles puede facilitar la toma de decisiones compartida entre los clínicos y las familias.

Los familiares de los pacientes críticos ingresados en la UCI presentan con elevada frecuencia síntomas de ansiedad (las tres cuartas partes) y depresión (una tercera parte), de intensidad variable y en muchos casos persistentes en el tiempo (Pochard, 2001, 1893; Pochard. 2005, 90; Fumis, 2009, 899). Un mejor conocimiento de los factores asociados a la aparición de estos síntomas debe ser el punto de partida para desarrollar programas de intervención dirigidos a prevenirlos, detectarlos y tratarlos. Se realizó un estudio prospectivo de cohortes en 405 familiares de pacientes críticos ingresados en 22 UCI de República Checa y Eslovaquia (Rusinova, 2014, 21), a fin de conocer: 1) la prevalencia de ansiedad y depresión (mediante la escala HADS); 2) el grado de comprensión por los familiares de la situación del paciente (mediante una entrevista estructurada) y 3) las necesidades de los familiares y su grado de satisfacción (mediante el *Critical Care Family Needs Inventory* [CCFNI]). La prevalencia de síntomas de ansiedad y depresión entre los familiares fue del 72.8% y 53.6% respectivamente. Los pacientes con ansiedad y depresión reclamaban más información sobre el diagnóstico, el tratamiento y el pronóstico, y demandaban con más frecuencia ayuda psicológica. Ansiedad y depresión se asociaron a distintos factores relacionados con el paciente, la familia y el personal sanitario, muchos de ellos no modificables, como la gravedad o la edad; el único factor relacionado con los profesionales sanitarios fue el tiempo dedicado a comunicarse con la familia, mientras que la entrega o no de información escrita no se relacionó con ansiedad y depresión. El estudio pone de manifiesto una vez más la elevada prevalencia de síntomas de ansiedad y depresión entre los familiares de pacientes críticos ingresados en la UCI, y destaca entre sus necesidades la comunicación con el personal; aumentar y mejorar la comunicación con la familia es el único factor modificable sobre el que se puede actuar; es necesario desarrollar políticas en cada unidad que garanticen que las necesidades de comunicación quedan cubiertas. Para ello no solo es necesario dedicar a los familiares el tiempo suficiente, sino que hay que prestar también atención a la calidad de la comunicación (veracidad, empatía, etc.).

Los médicos a cargo de pacientes críticos se ven expuestos con frecuencia a varias situaciones. El proceso de comunicación de una enfermedad grave y rápidamente evolutiva, generalmente compleja como la disfunción multiorgánica; enfrentarse a dilemas éticos como la limitación del esfuerzo terapéutico frente a una sociedad cada día más sensibilizada, demandante, con mayor conocimiento (en realidad, percepción de mayor conocimiento) y con documentos legales (voluntades anticipadas, testamento vital); ser portador de malas noticias; y generar un clima adecuado para que se pueda plantear la posibilidad de la donación de órganos y tejidos para trasplante (Frutos Sanz, 2001).

Algunos trabajos muestran que casi el 50% de encuestados consideraba que no había habido una correcta comunicación con los médicos de la unidad de cuidados críticos. Los malos resultados en cuanto a satisfacción de los familiares en UCI ha llevado a algunos autores a jugar con estas siglas denominándolas "Unidades de Comunicación Ineficaz" (Young, 2000, 3116). En el estudio de Azoulay (Azoulay, 2000, 3044) en Francia diseñado para identificar factores asociados a una baja comprensión por parte de los familiares sobre la situación de los pacientes de UCI, se halló que los factores que determinaban una pobre comprensión de la información relacionados con el paciente eran: una edad inferior a 50 años; situación de desempleo; provenir de una unidad hematológica o de oncología; la insuficiencia respiratoria o el coma como causa de ingreso y un pronóstico relativamente malo. Los factores asociados a la familia fueron el origen extranjero, que el representante no fuera la esposa, y que no hubiera profesionales de la salud en la familia. Los factores relacionados con el personal médico fueron: que la primer entrevista con la familia dure menos de 10 minutos, el que no se les suministrara el cuadro informativo, y que el personal médico predijera que el grado de comprensión era bajo. El impacto del suministro de un tríptico de información a familiares ha sido específicamente estudiado en un estudio aleatorio en 34 UCI francesas, demostrando que por sí mismo reduce los casos de pobre comprensión del 40.9% al 11.5% (Azoulay, 2002, 438). Dado que la toma de decisiones se basa en el pronóstico, algunos autores han estudiado este aspecto concreto, y si bien no resultó estadísticamente significativo, sí se demostró una tendencia a una mayor satisfacción con la información recibida cuanto menor era el tiempo transcurrido hasta recibir información pronóstica cuyo promedio en su caso era de 1.5 días (Leclaire, 2005, 1728; Giuliano, 2000, 30). Estos autores alientan a que se facilite información pronóstica de manera temprana aunque exista incertidumbre, ya que esta es la base para la toma de decisiones y podría incluso contribuir a disminuir el tiempo que los familiares tardan en aceptar la limitación del esfuerzo terapéutico desde que se les propone (61% inmediato; 27% 48 horas y 5% más de 5 días) (Abbott, 2001, 197).

La presente investigación realza el rol de familiares, amigos, allegados en el fin de la vida, en el contexto del diálogo y asesoramiento con el equipo de salud.

Los procesos educativos

Una revisión sistemática sobre enseñanza de bioética a médicos residentes (de la Garza, 2017, 520) identificó 9 ensayos controlados, uno de ellos a residentes de medicina interna (el resto en cirugía y medicina familiar), pero con algunos problemas metodológicos. Los métodos de enseñanza, el contenido del curso y las medidas de resultado variaron considerablemente entre los estudios.

Existen evidencias de que el modelo educativo actual no asegura la formación en valores y ética y en varios estudios realizados se constata una pérdida de valores en el estudiante conforme pasa más tiempo en la facultad y en la residencia de posgrado (Sanz, 2014, 1).

Los profesores de medicina, a lo largo de la formación de sus estudiantes, tendrán que abordar los nuevos conflictos bioéticos y hacerles saber que se van a encontrar con ellos a lo largo de su vida profesional; prepararlos en este sentido puede reducir los sentimientos de frustración, así como la desmotivación de los jóvenes egresados (Arango Bayer, 2015, 108).

De las tres funciones básicas hospitalarias (asistencia, investigación y docencia) es la docencia la que ha permanecido más alejada del abordaje de la dimensión ética (Garrido Sanjuán, 2006, 493). Dimensión que también se ha visto inmersa en los cambios referidos como origen de los conflictos bioéticos y que se ha visto también sometida a una reflexión, no sólo para la adaptación de la formación curricular de los rápidos cambios profesionales, sino para adaptarse a nuevos conceptos pedagógicos. Respecto a los conflictos éticos que se generan durante la formación, en la residencia, Garrido propone que "Hacer conscientes, enunciar y ayudar a hablar de problemas que existen o de potenciales fuentes de problemas no es hacer más compleja la práctica, en este caso la docente, sino que sólo es poner en evidencia la complejidad ya existente." (Garrido Sanjuán, 2006, 493).

Hay acuerdo entre los actores de la presente investigación en la mala calidad del proceso educativo en grado y posgrado acerca de la bioética en general, y de la muerte en particular.

Los cuidados paliativos y el entrenamiento de los profesionales

Según algunos estudios (Tizon, 2017, 1), la muerte domiciliaria es uno de los deseos expresados con mayor frecuencia cuando se pregunta a población general y enferma acerca del significado de muerte digna. Combina la cercanía de los afectos, el mantenimiento de los ritmos habituales, la falta de elementos invasivos, los tratamientos farmacológicos sintomáticos y el acompañamiento emocional y sus aspectos psicológicos (con las despedidas y el duelo posterior).

Una publicación (Lizarraga Mansoa, 2018, 99) plantea como cuestiones polémicas que la falta de continuidad asistencial y la falta de coordinación entre niveles dificulta la atención domiciliaria del fin de la vida. Plantea como interrogante si dicha atención corresponde a especialistas en cuidados paliativos o a médicos generalistas, y que la delgada línea entre sedación paliativa y eutanasia genera dudas en los profesionales, a su vez reconoce la falta de formación de los generalistas y las dificultades de insumos en centros de salud extrahospitalarios.

El diagnóstico de una enfermedad terminal hace que los pacientes junto a sus familias se enfrentan a varias decisiones complejas relacionadas con cuestiones médicas, espirituales, legales, o existenciales (Institute of Medicine, 2015), siendo una de ellas, según la circunstancia, el tratamiento activo versus el cuidado paliativo (Matsuyama, 2006, 3490).

Hay varias razones para no entregar la adecuada atención a pacientes con enfermedad terminal, siendo una de las principales la falta de evidencias de beneficios y daños asociados con tratamiento activo versus cuidados paliativos (Matsuyama, 2006, 3490).

Como consecuencia de la muerte institucional, los cuidados paliativos ganan cada vez más relevancia, pero hay un amplio criterio que dice que suelen ser empleados en un momento avanzado de la enfermedad, por lo cual son ineficaces (Temel, 2010, 733). Lo cual se suma a que los profesionales aún presentar cierta limitación en lo que se refiere a su relación con el paciente terminal (Melo, 2006, 69).

A su vez, los pacientes suelen expresar que es prematuro ingresar a un programa de cuidados paliativos pues afectaría su relación con el oncólogo (Vig, 2010, 1009). Esta duda puede explicar porqué el uso de dichos programas no reduce los tratamientos activos ni los ingresos a cuidados intensivos (Begman, 2011, 204; Wright, 2014, 3534).

Las regulaciones de Medicare de USA recomiendan cuidados paliativos para pacientes con enfermedad terminal si la supervivencia esperada es menor de 6 meses. Sin embargo, los resultados de varios estudios demuestran que la aplicación de estas recomendaciones no se observa en la vida real. El 40% de los pacientes con cáncer de pulmón avanzado continuó con tratamiento activo hasta el último mes de vida (Temel, 2008, 826). Más del 60% de los pacientes con cáncer reciben tratamiento activo en los últimos 3 meses de vida (Braga, 2007, 863; Keam, 2008, 381; Martoni, 2007, 417; Soh, 2012, 991). El número de pacientes que reciben terapia agresiva en el último mes de la vida creció en la última década (Gonsalves, 2011, 1231), hecho que refleja el aumento del gasto sanitario en los últimos 6 meses de vida. A su vez, el uso del hospicio en los últimos 3 días de vida aumentó solo del 14.3% al 17% (Matsuyama, 2006, 3490; , Earle, 2004, 315; Emanuel, 2003, 639).

Un análisis de datos del Medicare entre los años 2003-2007, realizado por el Dartmouth Atlas Project de pacientes de cáncer mayores de 65 años que murieron un año después del diagnóstico (Goodman, 2010) informa que en USA el 29% de los pacientes fallecieron en el hospital, y 61.3 % estuvieron internados al menos una vez en el último mes de si vida, 24 % de ellos en cuidados intensivos: el 6 % recibió quimioterapia durante el último mes de su vida. El 55 % de los pacientes que fallecieron usaron los servicios de cuidados paliativos; con una media de estadía de 8.7 días y 8.3 % de los pacientes ingresaron en los últimos tres días de vida.

Se realizó un metaanálisis de 10 estudios randomizados (Gaertner, 2017, 2925) con 2454 pacientes (72% oncológicos) con el objetivo de evaluar el efecto de los cuidados paliativos especializados en calidad de vida en pacientes con enfermedad avanzada. Hubo una pequeña ventaja a favor de los cuidados paliativos especializados y el efecto fue ligeramente mayor para los pacientes con cáncer medido en términos de salud global / calidad de vida, en especial para los que recibieron cuidados paliativos tempranos. Los resultados para el dolor y otros resultados secundarios no fueron concluyentes. Podría ser más efectivo si se identifican aquellos pacientes con necesidades insatisfechas.

Por medio de una revisión sistemática (Reljic, 2017) de 10 estudios que incluyeron a 1549 pacientes, se comparó la eficacia del tratamiento activo dirigido a la enfermedad de base contra los cuidados paliativos en pacientes con enfermedad terminal. No hubo diferencias estadísticamente significativas entre ambos grupos (50% versus 44.5% a favor del tratamiento activo con HR 0.85 e IC 0.71 a 1.02), siendo más frecuentes los eventos adversos en el grupo de tratamiento activo (fatiga, náuseas, vómitos, anemia, leucopenia, neutropenia, mialgias). Estos resultados brindan seguridad a médicos, pacientes y familias acerca que la supervivencia de los pacientes no se compromete por la internación en hospicios con enfoque en cuidados paliativos.

Un estudio en pacientes con cáncer de vías urinarias no demostró ventajas del tratamiento activo sobre los cuidados paliativos (Bellmunt, 2009, 4454), al igual que la quimioterapia y radioterapia en el cáncer de esófago (Schmid, 1993, 27). Pero otro estudio sí mostró ventaja a favor del tratamiento activo en pacientes con cáncer de pulmón no microcítico metastásico (Cartei, 1993, 794).

A fin de evitar internar en cuidados críticos a pacientes premortem, es interesante conocer un estudio que examinó la presencia de signos clave en los pacientes de cáncer, comenzando en el momento en que se reconoció el proceso activo de muerte. La mediana de tiempo hasta la muerte desde el inicio del estertor agónico fue de 23 horas; desde el inicio de la respiración con movimiento mandibular, 2.5 horas; desde el inicio de cianosis en las extremidades, una hora; y desde el inicio de la ausencia de pulso en la arteria radial, 2.6 horas (Morita, 1998, 217).

Hay que tratar de lograr que se generen directivas anticipadas y mejorar la capacitación en grado y posgrado en el enfoque ético en la enfermedad crónica avanzada y en el fin de la vida (Altisent, 2016, 163).

Levy resume las principales competencias a lograr para profesionales que atienden pacientes en el fin de la vida: desarrollo de una relación personal con la muerte, lograr destrezas comunicacionales como presencia y autenticidad, creación de ambientes adecuados, voluntad de cercanía mostrándose como personas y por último, facilitar las decisiones en el final de la vida (Levy, 2001, 56).

Se remarca la importancia de la formación profesional en cuidados paliativos, por un lado pues debe ser una destreza del médico clínico, generalista, oncólogo, intensivista, emergentólogo, y todo aquél que atienda a estos pacientes, pero por otro lado pues el acceso a servicios especializados en nuestro medio es escaso.

Conclusiones

Las mismas son las siguientes:

1. La eutanasia tiene aceptación dividida, con argumentos sólidos para quienes están a favor.
2. Las órdenes de no reanimar deben ser rediscutidas contextualizando la situación.
3. Las acciones en el fin de la vida suelen ser inadecuadas, con falta de comunicación y de capacitación.
4. Los accesos a cuidados paliativos son escasos en nuestro medio y no hay coincidencia acerca de si reducirían los pedidos de eutanasia.
5. Las definiciones vinculadas a muerte digna y conceptos relacionados son conocidas y adecuadas.
6. La ley de derechos de pacientes ha servido para instalar (transitoriamente) el tema en la sociedad, pero en esencia no hay nuevos conceptos.
7. En pacientes con enfermedad avanzada deben limitarse los tratamientos.
8. No debe mirarse la calidad de vida de otro con conceptos propios.
9. El abordaje bioético es inadecuado en estudios de grado y posgrado y la investigación es escasa.
10. La asignación de recursos debe planificarse, y cada decisión de urgencia genera tensión, debe existir una síntesis entre lo ético, el conocimiento médico y la gestión de salud. Debe haber fluida comunicación con los vínculos del paciente cercano al fin de vida.

Se corrobora entonces la hipótesis sobre la disonancia entre los conceptos teóricos adquiridos durante la formación profesional y las formas de actuar en el fin de la vida.

Y a modo de **reflexión final**.

Los pacientes en el fin de la vida requieren abordajes comunicacionales, empáticos, sintomáticos pero por sobre todo, individuales. Se precisa que mejore la capacitación profesional para lograr una adecuada atención en dicho momento. No es necesaria una gran infraestructura desde el punto de vista institucional. Sí se requiere organización y toma de conciencia en los tres espacios de gestión: general, particular y singular.

General para que desde las estructuras gubernamentales ministeriales se definan marcos de referencia en los programas formativos (con impacto universitario y en las residencias) y se generen normas de atención.

Particular para que las instituciones asistenciales den relevancia al tema, en cuestiones edilicias, de infraestructura y de formación de recursos humanos.

Singular, y tal vez el más importante, o al menos donde se puede incidir con más facilidad, tratando de reflexionar, generar cambios entre pares, involucrar múltiples actores.

Bibliografía

Abbott KH, Sago JG, Breen CB, et al. Families looking back: one year after discussion of withdrawal or withholding of life-sustaining support. Crit Care Med 2001; 29: 197-201.

Altisent R, Júdez J. El reto de la planificación anticipada de la atención al final de la vida en España. Med Pal 2016;23:163-164.

Amorim Biondo Ch, Paes da Silva MJ, Dal Secco LM. Distanasia, eutanasia y ortotanasia: percepciones de los enfermeros de unidades de terapias intensiva e implicaciones en la asistencia. Rev Latino-am Enfermagem 2009 setembro-outubro; 17: 1-8.

Anstey MH, Adams JL, McGlynn EA. Perceptions of the appropriateness of care in California adult intensive care units. Crit Care 2015; 19: 51.

Ariès P. História da morte no Ocidente. Rio de Janeiro: Francisco Alves; 1977.

Aquino TAA, Alves ACD, Aguiar AA, Refosco RF. Sentido da vida e conceito de morte em estudantes universitários: um estudo correlacional. Interação Psicol 2010; 14:233-243.

Aquino TAA, Serafim TDB, Daniel H, Silva M, Barbosa EL, Araújo E *et al*. Visões de morte, ansiedade e sentido da vida: um estudo correlacional. Psicol Argum. 2010;28:289-302.

Arango Bayer GL. Revista Latinoamericana de Bioética. 2015; ISSN 1657-4702 Volumen 15 Número 1 Edición 28 Páginas 108-119.

Azoulay E, Chevret S, Leleu G, Pochard F. Half the families of intensive care unit patients experience inadequate communication with physicians. Crit Care Med 2000; 28: 3044-3049.

Azoulay E, Pochard F, Chevret S, Jourdain M, et al. Impact of a family information leaflet on effectiveness of information provided to family members of intensive care unit patients. Am J Respir Crit Care Med 2002; 165: 438-442.

Azoulay E, Metnitz B, Sprung CL, et al. End-of-life practices in 282 intensive care units: data from the SAPS 3 database. Intensive Care Med. 2009; 35:623–630.

Baider L, Surbone A. Patients' choices of the place of their death: a complex, culturally and socially charged issue. Onkologie 2007;30:94-95.

Beauchamp TL, Childress JF., *Principios de ética biomédica* (4° edición), Masson S.A., Barcelona, 1999 (Selección de fragmentos: pp. 113-120; 179-183; 245-251 y 311-316).

Bellmunt J, Theodore C, Demkov T, et al. Phase III trial of vinflunine plus best supportive care compared with best supportive care alone after a platinum-containing regimen in patients with advanced transitional cell carcinoma of the urothelial tract. J Clin Oncol 2009;27:4454–4461.

Bello S, Vergara P, O'Rians L, y col. Estudio de las percepciones y actitudes del personal de una unidad hospitalaria frente a enfermos terminales Rev Chil Enf Respir 2009; 25: 91-98.

Bergman J, Saigal CS, Lorenz KA, et al.: Hospice use and high-intensity cre in men dying of prostate cancer. Arch Intern Med 2011; 171: 204-210,

Braga S, Miranda A, Fonseca R, al. The aggressiveness of cancer care in the last three months of life: a retrospective single centre analysis. Psychooncology 2007;16:863–868.

Butera JM. Futilidad médica. Conceptos y problemas. Nexo Rev Hosp. Italiano Bs As 1998; 18: 33-38.

Cartei G, Cartei F, Cantone A, et al. Cisplatin-cyclophosphamide-mitomycin combination chemotherapy with supportive care versus supportive care alone for treatment of metastatic non-small-cell lung cancer. J Natl Cancer Inst 1993;85:794–800.

Choosing wisely. Critical Care Societies Collaborative - Critical Care. Five Things Physicians and Patients Should Question. "Don't continue life support for patients at high risk for death or severely impaired functional recovery without offering patients and their families the alternative of care focused entirely on comfort".
http://www.choosingwisely.org/societies/critical-care-societies-collaborative-critical-care/

Curtis JR, Vincent JL. Ethics and end-of-life care for adults in the intensive care unit. Lancet 2010;376:1347–1353.

de la Garza S, Phuoc V, Throneberry S, Blumenthal-Barby J, McCullough L, Coverdale J. Teaching Medical Ethics in Graduate and Undergraduate Medical Education: A Systematic Review of Effectiveness. Acad Psychiatry. 2017;41:520-525.

De Latore A, Gordo Vidal F. Limitación del esfuerzo terapéutico en cuidados intensivos. PROATI 2002, módulo 1, p: 183-201. Panamericana.

de Morais IM, Nunes R, Cavalcanti T, y col. Percepciones de estudiantes y médicos sobre la muerte digna. Rev. bioét. (Impr.) 2016: 108-117.

Downar J, You JJ, Bagshaw SM, Golan E, Lamontagne F, Burns K, Sridhar SK, Seely A, Meade MO, Fox-Robichaud A, Cook D, Turgeon AF, Dodek P, Xiong W, Fowler R; Canadian Critical Care Trials Group. Nonbeneficial treatment Canada: Definitions, causes, and potential solutions from the perspective of healthcare practicioners. Crit Care Med 2015; 43: 270-281.

Duarte-Mote J. Acerca de la necesidad de que los médicos aprendan medicina. Med Int Méx 2018;34:304-310.

Earle CC, Neville BA, Landrum MB, et al. Trends in the aggressiveness of cancer care near the end of life. J Clin Oncol 2004;22:315–321.

Eidelman LA, Jakobson DJ, Pizov R, et al. Forgoing life-sustaining treatment in an Israeli ICU. Intensive Care Med. 1998;24:162–166.

Emanuel EJ, Young-Xu Y, Levinsky NG, et al. Chemotherapy use among Medicare beneficiaries at the end of life. Ann Intern Med 2003;138:639–643.

Esperanza de vida en Argentina.
https://datosmacro.expansion.com/demografia/esperanza-vida/argentina
Accesado el 01-12-2019

Esteban A, Gordo F, Solsona JF, et al. Withdrawing and withholding life support in the intensive care unit: a Spanish prospective multi-centre observational study. Intensive Care Med 2001;27:1744–1749.

Ferrand E, Robert R, Ingrand P, et al. Withholding and withdrawal of life support in intensive care units in France: a prospective survey. Lancet 2001; 357:9–14.

Ferrater Mora J. 1979. De la materia a la razón. Madrid: Alianza.

Frutos Sanz MA, Daga D. Relaciones con familias de donantes: actitudes del intensivista. CIMC 2001.
https://www.uninet.edu/cimc2001/conferencias/trasplantes/relaciones/index.html

Fumis RR, Deheinzelin D. Family members of critically ill cancer patients: assessing the symptoms of anxiety and depression. Intensive Care Med 2009; 35: 899-902.

Gaertner J, Siemens W, Meerpohl JJ et al. Effect of specialist palliative care services on quality of life in adults with advanced incurable illness in hospital, hospice, or community settings: systematic review and meta-analysis. *BMJ* 2017;358:j2925.

García Caballero R, Herreros B, Real de Asúa D, Alonso R, Barrera MM, Castilla V. Limitación del esfuerzo terapéutico en pacientes hospitalizados en el servicio de Medicina Interna. Rev Calid Asist. 2016;31:70-75.

Garrido Sanjuán JA. Conflictos éticos en el aprendizaje de los residentes. An Med Interna (Madrid) 2006; 23: 493-502.

Garrido Sanjuán JA. El internista y las competencias en el área de bioética. En La medicina interna como modelo de práctica clínica. Sociedade Galega de Mediciña Interna (SOGAMI) 2008 pp: 231-246. Libro Disponible en https://meiga.info/libro_mimpc/docs/libro_mimpc.pdf
Capítulo disponible en
https://dialnet.unirioja.es/descarga/articulo/4242373.pdf

Gherardi CR, Biancolini CA, Cantelli MH. Decisión Médica en Terapia Intensiva. Encuesta de opinión. Medicina Intensiva 1995; 12: 84- 90.

Gherardi CR. Encarnizamiento terapéutico y muerte digna. Mitos y realidades. Medicina (Buenos Aires) 1998; 58: 755-762.

Gherardi CR, Biancolini CA, Del Bosco CG. Ingreso de pacientes no recuperables en Terapia Intensiva. No aplicación y suspensión de métodos de soporte vital. Análisis de una encuesta de opinión. Medicina Intensiva 2000; 17: 15-20.

Gherardi C, Chaves M, Capdevila A, Tavella M, Sarquis S, Irrazabal C. La muerte en un servicio de terapia intensiva. Influencia de la abstencion y retiro del soporte vital. MEDICINA (Buenos Aires) 2006; 66: 237-241.

Giuliano KK, Giuliano AJ, Bloniasz E, et al. A quality improvement approach to meeting the needs of critically ill patients and their families. Dimens Crit Care Nurse 2000; 19: 30-34.

Godfrey G, Pilcher D, Hilton A, et al. Treatment limitations at admission to intensive care units in Australia and New Zealand: prevalence, outcomes, and resource use. Crit Care Med 2012; 40:2082–2089.

Gonsalves WI, Tashi T, Krishnamurthy J, et al. Effect of palliative care services on the aggressiveness of end-of-life care in the Veteran's Affairs cancer population. J Palliat Med 2011;14:1231–1235.

González-Castro A, Azcune O, Peñasco Y, y col. Rev Calid Asist 2016; 3: 262-266.

Goodman DC, Fisher ES, Chang CH, et al.: Quality of End-of-Life Cancer Care for Medicare Beneficiaries: Regional and Hospital-Specific Analyses. Lebanon, NH: Dartmouth Institute for Health Policy & Clinical Practice, 2010. https://www.dartmouthatlas.org/atlases-and-reports/

Guia de Cuidados Paliatvos. Sociedad Española de Cuidados Paliativos. http://www.secpal.com/%5C%5CDocumentos%5CPaginas%5Cguiacp.pdf Acesado el 01-12-2019.

Herreros B, García Casasola G, Pintor E, Sánchez MA. Paciente conflictivo en urgencias: definición, tipología y aspectos éticos. Rev Clin Esp 2010;210:404-409.

Hirai K, Miyashita M, Morita T, Sanjo M, Uchitomi Y. Good death in Japanese cancer care: a qualitative study. J Pain Symptom Manage 2006;31:140-147.

Ho KM, Liang J. Withholding and withdrawal of therapy in New Zealand intensive care units (ICUs): a survey of clinical directors. Anaesth Intensive Care 2004;32:781–786.

Howell DA, Roman E, Cox H, Smith AG, Patmore R, Garry AC *et al.* Destined to die in hospital? Systemic review and meta-analysis of place of death in haematological malignancy. BMC Palliat Care 2010;9:1-8.

Hurst, S, A, Hull, S, C, DuVal, G, Danis, M. How physicians face ethical difficulties: a qualitative analysis. J Med Ethics 2005;31:7-14.

Huynh TN, Kleerup EC, Wiley JF, Savitsky TD, Guse D, Garber BJ, Wenger NS. The frequency and cost of treatment perceived to be futile in critical care. JAMA Intern Med 2013; 173: 1887-1894.

Institute of Medicine. Dying in America: improving quality and honoring individual preferences near the end of life. Washington DC: The National Academies Press, 2015.

Jensen HI, Ammentorp J, Ãrding H. Withholding or withdrawing therapy in Danish regional ICUs: frequency, patient characteristics and decision process. Acta Anaesthesiol Scand 2011;55:344–351.

Keam B, Oh DY, Lee SH, et al. Aggressiveness of cancer-care near the end-of-life in Korea. Jpn J Clin Oncol 2008;38:381–386. http://jjco.oxfordjournals.org/content/38/5/381.full.pdf

Keenan S, Busche K, Chen 1 et al. Withdrawal and withholding of life support in the intensive care unit: A comparison of teaching and community hospitals. Crit Care Med 1998; 26: 245-251.

Kovács MJ. Educação para a morte. O homem diante da morte: ensaios de compreensão do trabalho de Philippe Ariès. São Paulo: Casa do Psicólogo; 2008.

Lautrette A, Garrouste-Orgeas M, Bertrand PM, et al. Respective impact of no escalation of treatment, withholding and withdrawal of life-sustaining treatment on ICU patients prognosis: a multicenter study of the Outcomerea Research Group. Intensive Care Med 2015;41:1763–1772.

Leclaire ML, Oakes JM, Weinert CR. Communication of prognostic information for critically ill patients. Chest 2005; 128: 1728-1735.

León T, Bedregal P, Shand B. Prevalencia de problemas éticos en Servicios de Medicina, desde la perspectiva del paciente. Rev Méd Chile 2009; 137: 759-765.

Lesieur O, Leloup M, Gonzalez F, et al. Withholding or withdrawal of treatment under French rules: a study performed in 43 intensive care units. Ann Intensive Care 2015;5:56-67.

Levy M. End of life care in the intensive care unit: can we do better? Crit Care Med 2001; 29 Suppl: N56-N61.

Li L, Nelson JE, Hanson LC, Cox CE, Carson SS, Chai EJ, Keller KL, Tulsky JA, Danis M. How Surrogate Decision-Makers for Patients With Chronic Critical Illness Perceive and Carry Out Their Role. Crit Care Med. 2018; 46:699-704.

Lizarraga Mansoa S, Pascual N. Morir en domicilio: ¿podemos mejorarlo?Formación Médica Continuada en Atención Primaria (FMC) 2018;25:99-103.

Lo B, Schroeder SA. Frequency of ethical dilemmas in a medical inpatient service. Arch Intern Med 1981; 141: 1062-1064.

López-Soriano F, Bernal L, Pozo P. Mapa de conflictos éticos intrahospitalarios. Rev Calidad Asistencial 2007;22:50-55.

Luper S. A filosofia da morte. São Paulo: Madras; 2010.

Lynn J. Living long in fragile health: the new demographics shape end of life care. Hast Cent Rep 2005;35:s14–18.

Maglio F. La medicina, la vida y la muerte: una mirada antropológica. En Maglio F. La medicina entre la biología y la biografía. Gador 2017, pp: 75-87.

Maglio I, Wierzba S. El derecho en los finales de la vida. Muerte digna. La Ley 2015, AÑO LXXIX N° 167: 1-12.

Mark NM, Rayner SG, Lee NJ, Curtis JR. Global variability in withholding and withdrawal of life-sustaining treatment in the intensive care unit: a systematic review. Intensive Care Med 2015. DOI 10.1007/s00134-015-3810-5.

Martin MC, Cabre L, Ruiz J, et al. Indicators of quality in the critical patient. Med Int 2008;32:23–32.

Martoni AA, Tanneberger S, Mutri V. Cancer chemotherapy near the end of life: the time has come to set guidelines for its appropriate use. Tumori 2007;93:417–422.

Matsuyama R, Reddy S, Smith TJ. Why do patients choose chemotherapy near the end of life? A review of the perspective of those facing death from cancer. J Clin Oncol 2006;24:3490–3496.

Meana PR, Comoretto N, Petrini C. Clinical Ethics: Status Quaestionis. Persona y Bioética 2016; 20: 26-37.

Medeiros MM. Concepções historiográficas sobre a morte e o morrer: comparações entre a *ars moriendi* medieval e o mundo contemporâneo. Outros Tempos (Dossiê Religião e Religiosidade). 2008; 6:152-172.

Meert AP, Dept S, Th B, et al. Causes of death and incidence of life-support techniques limitations in oncological patients dying in the ICU: a retrospective study. J Palliat Care Med 2012;2:107–111.

Melo HP. O direito a morrer com dignidade. Lex Medicinae: Revista Portuguesa de Direito da Saúde. 2006;3:69-73.

Mirarchi FL, Cooney TE, Venkat A, Wang D, Pope TM, Fant AL et al. TRIAD VIII: Nationwide Multicenter Evaluation to Determine Whether Patient Video Testimonials Can Safely Help Ensure Appropriate Critical Versus End-of-Life Care. J Patient Saf. 2017;13:51-61.

Morais IM. A escolha do lugar onde morrer por estudantes e médicos: valores humanos e percepção de morte digna [tese]. [Internet]. Porto: Faculdade de Medicina, Universidade do Porto; 2012. http://bit.ly/1Ut6jIY

Morita T, Ichiki T, Tsunoda J, et al.: A prospective study on the dying process in terminally ill cancer patients. Am J Hosp Palliat Care 1998; 15: 217-222,

Mularski R, Bascom P, Osborne M. Educational agendas for interdisciplinary end-of-life curricula. Crit Care Med 2001; 29 Suppl.: N16-N23.

Mularski RA, Heine CE, Osborne ML, Ganzini L. Curtis JR. Quality of dying in the ICU: ratings by family members. Chest 2005;128:280-287.

Pérez C, Jalil R, Canals C, Soto S, Pinto Ji, Bedregal P, Godoy D. Relación médico-paciente: estudio comparativo entre dos servicios de medicina interna. Rev Méd Chile 1998; 116: 1239-1245.

Prendergast TJ, Luce JM. Increasing incidence of withholding and withdrawal of life support from the critically ill. Am J Respir Crit Care Med 1997; 155: 15-20.

Prendergast TJ, Claessens MT, Luce JM. A national survey of end-of-life care for critically ill patients. Am J Respir Crit Care Med 1998;158:1163–1167.

Pochard F, Azoulay E, Chevret S, Lemaire F, Hubert P, Canoui P, Grassin M, Zittoun R, le Gall JR, Dhainaut JF, Schlemmer B; French FAMIREA Group. Symptoms of anxiety and depression in family members of intensive care unit patients: Ethical hypothesis regarding decisionmaking capacity. Crit Care Med 2001; 29: 1893-1897.

Pochard F, Darmon M, Fassier T, Bollaert PE, Cheval C, Coloigner M, Merouani A, Moulront S, Pigne E, Pingat J, Zahar JR, Schlemmer B, Azoulay E; French FAMIREA study group. Symptoms of anxiety and depression in family members of intensive care unit patients before discharge or death. A prospective multicenter study. J Crit Care 2005; 20: 90-96.

Rachels J. Active and Passive Euthanasia. N Engl J Med 1975; 292: 78-80.

Reljic T, Kumar A, Klocksieben FA, et al. Treatment targeted at underlying disease versus palliative care in terminally ill patients: a systematic review. BMJ Open 2017;7:e014661. doi:10.1136/bmjopen-2016- 014661

Rubio O, Arnau A, Cano S et al. Limitation of life support techniques at admission to the intensive care unit: a multicenter prospective cohort study. Journal of Intensive Care 2018; 6:24- 32.

Rusinova K, Kukal J, Simek J, Cerny V. DEPRESS study working group. Limited family members/staff communication in intensive care units in the Czech and Slovak Republics considerably increases anxiety in patients' relatives--the DEPRESS study. BMC Psychiatry 2014; 14: 21.

Sánchez González MA. Ética, bioética y globalidad. Madrid: Editorial CEP, 2007.

Sánchez-Gonzaléz M, Herreros B. La bioética en la práctica clínica. Rev Med Inst Mex Seguro Soc 2015;53:66-73.

Santana JCB, Dutra BS, Baldansi L, Freitas RHF, Martins TCOD, Moura IC. Ortotanásia: significado do morrer com dignidade na percepção dos enfermeiros do curso de especialização em unidade de terapia intensiva. Revista Bioethikos 2010; 4:324-331.

Sanz EJ. La formación en ética y valores en las facultades de medicina. FEM 2014; 17 (Supl 1): S1-S47.

Schmid EU, Alberts AS, Greeff F, et al. The value of radiotherapy or chemotherapy after intubation for advanced esophageal carcinoma —a prospective randomized trial. Radiother Oncol 1993;28:27–30.

Simón-Lorda P, Barrio Cantalejo IM. Un marco histórico para una nueva disciplina: la bioética. Med Clin (Barc) 1995;105:583-597.

Simón Lorda P, Júdez J J. Consentimiento informado. Med Clin (Barc) 2001;117:99-106.

Soh TI, Yuen YC, Teo C, et al. Targeted therapy at the end of life in advanced cancer patients. J Palliat Med 2012;15:991–997.

Solís-García del Pozo J, Gómez-Pérez I. The application of do not resuscitate orders and withholding treatment in patients admitted to Internal Medicine in a first level hospital. Rev Calid Asist. 2013; 28:50-55.

Sprung CL, Cohen SL, Sjokvist P, et al. End-of-life practices in European intensive care units: the Ethicus Study. JAMA 2003;6:790–797.

Sullivan T. Active and Passive Euthanasia: An Impertinent Distinction. Human Life Review 1977; Vol 3.

Taboada PR. El derecho a morir con dignidad. Acta Bioeth 2000; 6:89-101.

Temel JS, McCannon J, Greer JA, et al. Aggressiveness of care in a prospective cohort of patients with advanced NSCLC. Cancer 2008;113:826–833.

Temel JS, Greer JA, Muzikansky A, Gallagher ER, Admane S, Jackson VAJ, *et al*. Early palliative care for patients with metastasis non-small-cell lung cancer. N Engl J Med 2010; 363:733-742.

Thomas K, Armstrong Wilson J, GSF Team. Proactive Identification Guidance (PIG) National Gold Standards Framework Centre in End of Life Care. 2016. http://www.goldstandardsframework.org.uk/

Tizón JL. Los procesos de duelo en atención primaria de salud: Una actualización. Protocolos 1/2017. FMC 2017; 24 (s1): 1-66.

Valdez P, Fukuda C, Elisabe D, Mardyks M, Abaz B, Mano N y col. Eutanasia, calidad de vida y retiro de soporte vital. Estudio en 5 Centros de cuidados críticos. Medicina Intensiva 2009; 26: 1-9.

Valdez P, Elisabe D, Vasta L, Pose A, Fukuda C, Orlando G y col. Bioética y medicina crítica: Escuchemos a los usuarios. Medicina Intensiva 2009 - 26 N° 1: 10-18.

Valdez P, Perazzo G, Pierini L, Rodríguez C, Rey A, Castrogiovanni H y col. Mirada de la población adolescente sobre aspectos bioéticos en el paciente crítico: un estudio en 848 jóvenes escolarizados. Revista Argentina de Terapia Intensiva 2017; 34: 1-15.

Valentin A, Ferdinande P. Recommendations on basic requirements for intensive care units: structural and organizational aspects.Intensive Care Med 2011; 37:1575-1587.

Vig EK, Starks H, Taylor JS, et al.: Why don't patients enroll in hospice? Can we do anything about it? J Gen Intern Med 2010; 25: 1009-1019.

White N, Kupeli N, Vickerstaff V, Stone P. How accurate is the 'Surprise Question' at identifying patients at the end of life? A systematic review and meta-analysis. BMC Medicine 2017; 15:139- 152.

Wright AA, Hatfield LA, Earle CC, et al.: End-of-life care for older patients with ovarian cancer is intensive despite high rates of hospice use. J Clin Oncol 2014; 32: 3534-3539.

Yazigi A, Riachi M, Dabbar G. Withholding and withdrawal of life-sustaining treatment in a Lebanese intensive care unit: a prospective observational study. Intensive Care Med 2005;31:562–567.

Young GB, Plotkin DR. ICU: Ineffective communication unit. Crit Care Med 2000; 28: 3116-3117.

More Books!

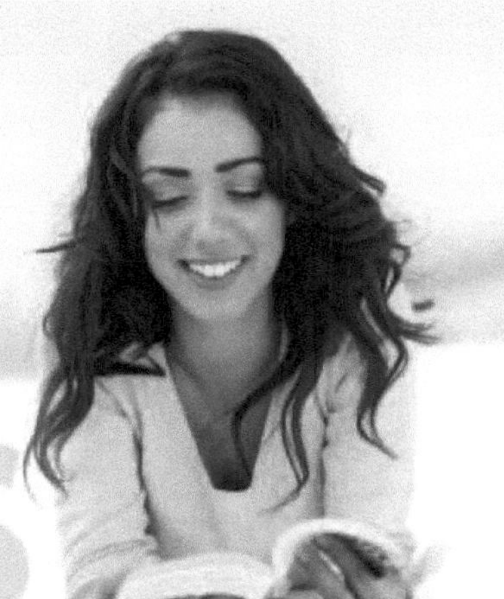

yes I want morebooks!

Buy your books fast and straightforward online - at one of world's fastest growing online book stores! Environmentally sound due to Print-on-Demand technologies.

Buy your books online at
www.morebooks.shop

¡Compre sus libros rápido y directo en internet, en una de las librerías en línea con mayor crecimiento en el mundo! Producción que protege el medio ambiente a través de las tecnologías de impresión bajo demanda.

Compre sus libros online en
www.morebooks.shop

KS OmniScriptum Publishing
Brivibas gatve 197
LV-1039 Riga, Latvia
Telefax: +371 686 204 55

info@omniscriptum.com
www.omniscriptum.com

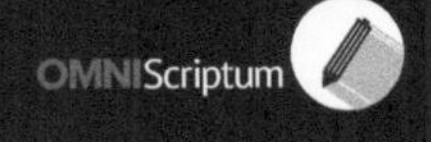

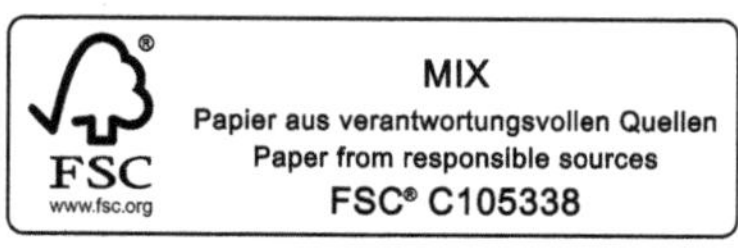

Printed by Books on Demand GmbH, Norderstedt / Germany